**Nadine, von Gott vergessene Kinder**

**Das erste Mädchen vom Bahnhof Zoo**

Amee Brooks

Amee Brooks

# Nadine, von Gott vergessene Kinder

## Das erste Mädchen vom Bahnhof Zoo

Autobiografischer Roman

Verlag DeBehr

Herausgeber: Verlag DeBehr, Radeberg
Erstauflage: 2015
ISBN: 9783957531681
Grafiken by Fotolia.de by© Artem Furman

*INHALTSVERZEICHNIS*

*VORWORT*

Lange habe ich überlegt, wie ich diese, meine Geschichte zu einem Buch werden lassen kann. Sie erzählt das Leben eines jungen Mädchens, das Anfang der 70er Jahre zu den Kindern vom Bahnhof Zoo gehörte. Damals berichteten die Boulevardblätter von ihr mit dem Leitsatz: **Erst Käthe Kruse Puppe, dann Irma LaDouce. Eltern und Lehrer wussten Bescheid, doch keiner schlug Alarm. Christine, 14 J., 30 DM** ...

Bald darauf legten ihre Eltern Veto ein, man stellte die Geschichte ein und benannte das Mädchen um ... Diese Geschichte der ›Neuen‹ wurde ein Bestseller und hatte über Jahrzehnte Erfolg, fast jeder kennt sie.

Nadine, die Heldin meines Romans, hat Klischees verschoben und bestätigt: Nicht jede Straßenhure wird immer eine bleiben, und nicht jede Dirne ist gefühlskalt. Das Beste jedoch ist die Geschichte ihres Lebens – vielfältig, humorvoll und unverblümt. Ich will zeigen, dass man einen Weg findet, um dem Sumpf aus Drogen und Kinderprostitution entfliehen zu können. Willensstärke, Mut und Hoffnung sind Eigenschaften, die man nicht erlernen kann, sondern jeden Tag aufs Neue verinnerlichen muss, um den Kampf ums Leben nicht zu verlieren.

Nadine ist heute 52 Jahre alt, lebt solide und gefestigt am Rande von Berlin. Sie ist zweifache Mutter, beruflich erfolgreich und glücklich verheiratet.

Wie sie es geschafft hat und wie ereignisreich ihr Leben verlief, ist so spannend und untypisch, dass diese Geschichte es wert ist, sie biographisch aufzufangen.

## *Der Tiefe Schnitt*

1975 im November ... Kalt war es, sie zog den braunen Cordmantel fester um sich. Der Nebel und die kalte Luft ließen sie frieren, als sie aus der S-Bahn stieg. Der Geburtstag war super, sie hatte sogar ein großes Bonbonglas gewonnen, obwohl sie ja eigentlich nie Glück hatte – beim Ziehen von Losen genauso wenig im Leben, dachte sie. Aber heute schien ihr Glückstag zu sein, denn ihre Eltern ließen Gnade walten; sie durfte auch mal, wie andere Mädchen zu einem Geburtstag gehen. Immer wieder bestand ihr Leben aus Verboten, das Thema Schulfreunde und Verabredungen waren bei ihr zu Hause ein Tabu. Ihre Eltern waren streng und ihr Stiefvater bei dem kleinsten Verstoß gegen eine der vielen Regeln ein Choleriker. Sie bekam oft Prügel, auch ungerechtfertigt. Aber heute wollte sie darüber nicht grübeln, viel zu schön war dieser Tag. Sie hatte sich so darauf gefreut und die Zeit, die sie bei ihren Klassenkameraden verbrachte, verging wie im Flug.

Sie sollte um 19 Uhr zu Hause sein und ein Blick auf die Uhr zeigte ihr, dass sie noch Zeit hatte. So lief sie in Gedanken versunken vom S-Bahnhof in Richtung Heimat. Sie merkte nicht, dass ihre Schritte die hinter ihr übertönten, sie merkte nicht, dass ihr jemand folgte. Ihre langen schwarzen Haare waren feucht vom Regen und sie lief schneller, um endlich ins Warme zu kommen. Sie war groß für ihr Alter und die weiblichen Rundungen ließen sie ebenfalls älter erscheinen. Ihre Klamotten waren nicht der neuste Schrei, zum einem wollten ihre Eltern nichts von dem modernen Kram wissen, zum anderen fehlte immer wieder das Geld. Heute jedoch hatte sie von ihrer

Freundin eine Hose und eine passende Bluse geschenkt bekommen. Das schwarze Cord der Hose machte sie noch schlanker und die weiße Rüschenbluse dazu passte hervorragend. Alle auf der Party, selbst die Jungs, sagten, dass sie toll aussähe und so fühlte sie sich auch – das erste Mal, so richtig gut. Daniel war auch da gewesen, ihr heimlicher Schwarm ... na ja, eigentlich der Schwarm aller Mädchen in der Schule. Sie bekam jedes Mal Herzklopfen, wenn er sie auch nur kurz ansah – mehr bekam sie von ihm auch nicht. Sie war und blieb, egal was sie auch trug, eine graue Maus. Auch die Verlosung auf der Feier war lustig, jeder musste gleich zu Beginn ein Pfand abgeben, jedes bekam dann eine Nummer, am Ende zog man ein Los, und die Nummer inklusive Pfand hatte einen hinterlegten Preis. Sie gewann einen alten zerkratzten Schlüsselanhänger, der wohl mal als Fotorahmen dienen sollte, und dazu das nostalgische Bonbonglas mit dicken fetten Himbeerbonbons. Das Glas war ganz schön schwer, dachte sie.

Hoffentlich, so überlegte sie auf ihrem Weg, waren ihre Eltern nicht zu Hause, denn sie mochte es, allein zu sein, um sich den Träumen hinzugeben, die ein 13-jähriger Teenager so hatte. Daniel war seit Monaten ein fester Bestandteil ihrer Tagträume. Morgens, wenn sie aufstand, war er ihr erster Gedanke und abends, wenn sie schlafen ging, nahm sie ihn mit in ihre Träume. Tausend Briefe hatte sie ihm schon geschrieben, aber nicht einen davon hat er erhalten. Niemandem hatte sie von ihren Gefühlen zu ihm erzählt, es sollte ihr Geheimnis bleiben.

Sie überquerte den Ku'damm und bog dann in die dunkle Straße ab. Die Schritte, die ihr folgten, wurden schneller, um plötzlich in der Weite zu verhallen. Es war leise in der kleinen Querstraße mitten in Berlin.

›Noch vier Wohnblocks und ich bin pünktlich zu Hause‹, dachte sie und sah schon die Hofeinfahrt. Plötzlich, als sie gerade an dem Haus ihrer Freundin vorbei lief, riss jemand das große Tor auf und zog sie mit aller Wucht in den Hofeingang. Sie konnte gar nicht reagieren, so schnell geschah alles. Sie hielt krampfhaft ihr Glas fest und ihr Herz pochte wie wild. Man hielt ihr den Mund zu, und den Geruch dieser Hände, den hat sie heute noch, nach fast 35 Jahren, in der Nase.

Als ihr bewusst wurde, was geschah, war sie so versteinert, dass sie gar nichts tun konnte, irgendwie setzte ihr Gehirn aus und all das, was dann passierte, nahm sie wie einen Schwarzweißfilm wahr. Der Typ, der sie in die Hofeinfahrt gezogen hatte, war riesengroß und er roch nach Alkohol. Seine Finger waren hart und kratzten auf ihrer Haut. Sein Atem ging heftig und es klang wie ein Grunzen in Ihren Ohren. Immer wieder flüsterte er leise: »I fuck you, you white nasty Woman, i fuck you ...« Sie verstand diese Worte nur zum Teil, dann schlug er sie mit der flachen Hand und ihr Kopf knallte gegen die Wand. Sie spürte den dumpfen Schmerz, und immer noch kam kein Wort über ihre Lippen, ihre Kehle war ausgedorrt und sie schrie, schrie, schrie ... aber keiner konnte sie hören. Er zerriss ihr ihre Bluse. Grob umfassten seine klobigen Hände ihre Brust. Er riss ihr den Knopf von der neuen Jeans, öffnete brutal die Hose. Dann fingerte er an ihr rum, es tat alles nur höllisch weh. Und immer noch stand sie da und konnte nichts, aber auch gar nichts tun. Sein Schweiß, sein Geruch und die Brutalität, mit der er sich an ihr zu schaffen machte, nahmen ihr jegliches Gefühl von Realität und jedes Gefühl von Hoffnung, dass dieser Albtraum bald ein Ende haben würde. Das Bonbonglas hielt sie immer noch verzweifelt fest und hoffte, so makaber es auch klang, dass es nicht kaputt ging. In ihr tobte die Wut, die Verzweiflung und die panische Angst. Was machte dieser Kerl da? Er tat ihr weh, sie hatte ihm doch gar nichts getan. Lautlos rollten die Tränen. Verzweiflung übermannte sie. Sie wollte schreien, doch blieb stumm.

Der Kerl schmiss sie zu Boden und hielt sie an beiden Händen fest. Er spreizte mit den Knien ihre Schenkel und drang so brutal in sie ein, dass sie in Ohnmacht fiel. Alles um sie herum verschwamm in einer seidig weichen Wolke. Sie spürte nichts mehr und wollte auch nicht mehr erwachen. Sie wollte weg aus dieser Welt, die nur Kälte, Hass und Schmerz in ihr hervorrief. Sie wollte nicht mehr leben. In diesem Moment nahm man ihr alles – ihre Würde, ihren Stolz, ihre Jungfräulichkeit, ihre Kindheit. In diesem Moment, in dieser Sekunde wurde aus einem Mädchen abrupt und herzlos eine Frau. Sie träumte, und da, wo sie war, war alles ruhig, eine innere Stille, die ihr für diesen kurzen Moment Frieden gab. Sie fühlte sich frei, endlich frei.

Von ganz weit weg hörte sie Stimmen, die immer wieder ihren Namen riefen. »Nadine, komm zu uns zurück, werde wach!« Sie fühlte das sanfte Streicheln und langsam wurde ihr kalt. Sie wollte nicht zurück, sie wollte an diesen Ort bleiben, hier fühlte sie sich geborgen und spürte nichts mehr. Aber irgendetwas zwang sie zurück in die Realität, und diese packte sie eiskalt und drehte ihr den Magen um. Sie übergab sich und nun war alles um sie herum wieder da.

So viele Menschen, Blaulicht, Feuerwehr, überall Männer. Sie bekam Panik und endlich, endlich konnte sie lauthals schreien. Und sie schrie, sie schrie aus Angst, aus Verzweiflung und aus Scham. Sie hörte die Stimmen, die versuchten, sie zu beruhigen. Ein Arzt kam und setzte ihr eine Infusion. Sekunden später spürte sie, wie die Schmerzen langsam aus ihrem Körper wichen. und Sie fühlte sich leichter.

›Was war passiert?‹, fragte sie sich immer wieder, aber eine Antwort fand sie nicht. Sie merkte nichts und spürte auch nichts, innere Leere im Kopf und im Bauch. Sie fühlte sich wie ausgehöhlt, und alles andere um sie herum wirkte irreal, fast schon gespenstisch.

Sie sah ihre Mutter, das wutverzerrte Gesicht ihres Stiefvaters und auch Ramona, ihre Freundin, war in der Menschenmenge erkennbar. Aber der Faden, der ihr Bewusstsein mit dem verbinden sollte, was geschehen war und mit der Situation, in der sie sich befand, der schien irgendwie gerissen.

Man lud sie in den Krankenwagen und ihre Mutter stieg mit ein. Sie hörte sie reden, aber die Worte fanden nicht zu ihr. Sie wollte einfach nur zurück, zurück in die Ohnmacht, zurück zu der Stille und dem Frieden, den sie vor ein paar Minuten noch empfunden hatte. Sie schloss die Augen und begann leise zu weinen und fühlte sich so endlos allein. Am liebsten hätte sie ihre Mutter angebrüllt, ihr die Schuld an allem gegeben, aber sie schwieg und beschloss, zu dem Geschehen einfach zu schweigen. Sie konnte sich ja doch nicht erinnern. Somit hakte sie schon auf dem Weg zum Krankenhaus das Kapitel ab und schlief langsam ein.

Das Ruckeln der Trage und die Worte des Sanitäters ließen sie aufschrecken. Er brüllte: »Ein junges Mädchen. Wir haben sie schwer verletzt in einem Hausgang gefunden. Puls normal, Mädchen unter Schock, ruhig gestellt mit Diazepan, vermutlich sexuell missbraucht. Alter: 13 Jahre. Mieter am Tatort haben sie gefunden.«

Sie begriff nichts von all dem, was er da von sich gab. Und auch die Blicke der Ärzte und Schwestern konnte sie nicht deuten. Ein junger Arzt erwiderte nun: »Bringen sie sie in die U2. Ist die Polizei schon verständigt?«

»Ja«, erwiderte der Sanitäter, »die warten im Aufenthaltsraum.«

»Okay«, sagte der Arzt, »ich übernehme.«

Sie wurde behutsam von der Trage auf eine Liege in einem Untersuchungsraum gehoben. Der Sanitäter verabschiedete sich mit den Worten: »Machs gut, Kleine. Das wird schon wieder.«

Ihre Mutter lief rum wie ein aufgescheuchtes Huhn. Immer wieder fragte sie: »Weißt du, was passiert ist?« Und Nadine schüttelte immer wieder den Kopf und schwieg. ›Was weißt du schon‹, dachte sie, ›du hast dir doch noch nie Sorgen um mich gemacht. Dir war es doch vollkommen egal, ob der Alte auf mich einprügelte, weil ich mal wieder in Mathe 'nen Fünfer hatte oder euer Kaffee morgens um 5 Uhr nicht fertig war. Was also interessiert es dich, ob ich mich erinnern kann.‹

Sie suchte im hintersten Winkel ihres Hirns nach irgendwelchen Erinnerungen, aber auch jetzt war da nichts – Filmriss komplett.

Der Arzt kam und bat die Mutter, den Raum zu verlassen, er wollte mit Nadine alleine sprechen.

Er begann das Gespräch sehr vorsichtig, indem er sie fragte, wie sie hieß und ob sie sich erinnern konnte, was passiert sei. Eine junge Schwester betrat den Untersuchungsraum und half ihr beim Aufstehen. Erst jetzt merkte Nadine, wie schwach sie war. Ihr wurde schwindelig und plötzlich wurde wieder alles dunkel um sie herum, aus weiter Ferne hörte sie nur: »Sie kippt uns weg, Herr Doktor, sie ...«

Endlich war es wieder still, keine grellen Lichter, keine Hektik, keine Fragen und auch keine Schmerzen. ›Hier bleibe ich jetzt, hier will ich sein und einfach nur noch schlafen. Lasst mich doch endlich alle in Ruhe!‹ Ihre letzten Gedanken verhallten, und Nadine fiel in ein tiefes Koma. So sehr sich die Ärzte auch bemühten, man bekam sie nicht wach. Man erklärte den Eltern, es sei eine Schutzfunktion des Körpers. »Die Kleine hat Schreckliches erlebt«, sagte der Arzt zu ihrer Mutter. »Ihr Körper schützt sie, indem er sie jetzt erst mal schlafen lässt. So verarbeitet sie das Passierte. Sie wird zurückkommen, aber das kann eine Weile dauern. Die Gehirnerschütterung, die Blessuren im Gesicht und die heftigen Wunden im Genitalbereich werden heilen, aber die Seele, die braucht Zeit.«

26 Tage später ...

Es war dunkel im Raum, nur die Apparatur neben Nadines Bett piepste im immer währenden Takt. Zuerst schien es ganz weit weg, ganz leise, doch je näher sie dem Haus kam, desto lauter wurde dieses merkwürdige Geräusch. An der Haustür angekommen, konnte sie dann aber nicht nach der Türklinke greifen, immer wenn sie glaubte, sie hätte die Tür erreicht, sprang sie einen Schritt von ihr weg, aber dieser Piepton der blieb, laut und kontinuierlich. Langsam entfernte sich diese Tür, dieses wohlige weiche Gefühl wurde von einem Moment zum anderen eigenartig schwer, es wurde dunkel um sie herum und auch die Luft nahm sie intensiver wahr. Der anfänglich süße Blütenduft wurde von einer Mischung aus poliertem Linoleum und Desinfektionsmittel ersetzt. Irgendetwas passierte hier, stellte Nadine beklommen fest und versuchte, gegen diese Dunkelheit anzukämpfen. Sie versuchte krampfhaft, ihre Augen zu öffnen, doch es fiel ihr so unglaublich schwer. Sie hatte das Gefühl, ihre Augen wären wie zugenäht. Immer wieder versuchte sie, ihre Finger zu bewegen und begann den Stoff unter ihren Händen zu spüren. Langsam spürte sie auch sich selbst wieder. Stumm begann sie, nach Worten zu suchen und erschrak dann, als sie sich selbst reden hörte. Mit einem Ruck öffnete sie ihre Lider und der Blick zur Decke ließ sie stocken. ›Wo bin ich?‹, fragte sie sich.

Der Piepton neben ihr wurde schneller und plötzlich schlug irgendwo ein anderes Gerät Alarm. Sie war total verwirrt. ›Was ist passiert? Wo bin ich?‹ Die Dunkelheit im Raum, ein Tisch, ein Stuhl, Blumen und der helle Mond am Horizont machten ihr Angst.

Leise wurde eine Tür geöffnet. Der Lichtstrahl erhellte für einen kurzen Moment den Raum. Dann Schritte, und eine ältere Frau mit weißem Kittel stand an ihrem Bett. »Na, aber hallo, Nadine, du bist endlich aufgewacht. Weißt du, wo du bist?«

Nadine schüttelte leicht den Kopf und die Schwester lächelte sie liebevoll an. »Macht nichts«, sagte sie. »Hast du Durst, magst du was trinken?«

Jetzt erst merkte sie, wie trocken ihre Kehle war und sie nickte. Die Schwester hob das Kopfteil ihres Bettes an und reichte ihr ein Glas Wasser. Nadine nippte daran und sie spürte, wie ihrer Kehle endlich das Kratzen genommen wurde. Leicht aufrecht sitzend konnte sie nun auch erkennen, wo sie war. Offensichtlich befand sie sich in einem Krankenzimmer und dieser Piepton war ein Kontrollapparat, der Herz und Lungenfunktion prüfte.

Die Schwester setzte sich an ihr Bett und sagte: »Du hast uns ganz schön Angst gemacht. Nach deinem ›Unfall‹ warst du 26 Tage irgendwo anders, aber nicht bei uns. Wir haben uns große Sorgen gemacht. Schön, dass du wieder da bist. Hast du Schmerzen?«

Nadine überlegte kurz und hörte in sich hinein. Sie schüttelte wieder den Kopf und zeigte auf das Glas. Wieder nippte sie und genoss das kühle Nass.

Dann öffnete sich abermals die Tür und ein Arzt betrat das Zimmer. Freundlich lächelnd kam er an ihr Bett, nahm ihre Hand und überprüfte den Puls. Mit einer kleinen Taschenlampe leuchtete er in ihre Augen und bat sie, nach links und dann nach rechts zu schauen. Sie tat alles. Dann fragte der Arzt nach ihrem Namen, aber Nadine konnte die Buchstaben nicht sortieren, geschweige denn aussprechen. Sie formte wie gewohnt die Lippen, aber kein Wort war zu hören. Wieder fragte der Arzt, ob sie wüsste, wo sie sei. Ein kurzes Nicken, doch sie blieb weiter stumm. Nadine war verzweifelt. ›Was ist mit mir los?

Ich will sprechen, aber ich kann nicht, irgendwie ist meine Stimme weg. Ich höre mich, aber die Menschen an meinem Bett nicht. Was ist passiert?‹

Verzweifelt griff sie sich an den Hals und schaute den Arzt panisch an. Der legte nur beruhigend die Hand auf Nadines Schulter und sagte ganz leise zu ihr: »Wir bekommen das schon wieder hin, Kleine. Das, was du jetzt brauchst, ist Ruhe, und solange deine Stimme nicht will, solange schreiben wir uns eben. Bekommst du das hin?« Er griff in seine Kitteltasche und holte einen Stift heraus, nahm das auf den Nachtschrank liegende Papier und reichte es ihr.

Mit zitternden Händen nahm Nadine den Stift und überlegte kurz, bis sie etwas krakelig ein großes ›JA‹ auf den Zettel schrieb. Der Arzt lächelte ihr aufmunternd zu und nickte kurz, als er den Raum verließ.

Die Schwester stand immer noch im Raum, zog die Gardinen zu und streichelte Nadine über die Wange. »Kleines«, sagte sie, »wenn du etwas brauchst, da ist die Klingel. Einfach drücken, ich komme dann sofort. Jetzt aber versuch noch ein bisschen zu schlafen und morgen früh sehen wir dann weiter.« Sie knipste das kleine Notlicht an, das reichte, damit Nadine auf dem Namensschild ihren Namen erkennen konnte. Margot hieß sie.

Der nächste Morgen war für die Jahreszeit ungewöhnlich sonnig. Als Nadine erwachte, fühlte sie sich besser. Langsam streckte sie sich im Bett und begann ihren Körper nun voll bewusst wahrzunehmen. Noch immer konnte sie sich nur schemenhaft erinnern, einen wirklichen Reim auf die einzelnen Puzzleteile konnte sie sich auch nicht machen. Sie sah sich im Zimmer um und entdeckte auf ihrem Nachtschrank einen Brief ihrer Mutter. Die Handschrift war unverkennbar. Sie griff danach und begann ihn zu lesen.

*Mein geliebtes Kind,*
*ich bin traurig und beschämt über das Vorgefallene und frage mich, wie das nur passieren konnte. Wir erhielten einen Anruf von Ramona, die uns aufgeregt erzählte, dass Du besinnungslos im Hausgang gefunden wurdest. Sie hatte die Polizei und den Krankenwagen alarmiert und war die ganze Zeit bis zu unserem Eintreffen an Deiner Seite. Sie fand Dich und der Schock sitzt noch immer tief in uns allen. Dein Vater redet seitdem keinen Ton mehr mit mir, und man merkt ihm an, wie sehr er unter dieser Situation leidet. Du bist geschändet worden und bisher hat man von dem Täter noch keine Spur. Wir alle hoffen, dass Du bald wieder zu Kräften kommst und dann Deine Aussage bei der Polizei machen kannst. Leider können wir nicht bei Dir sein. Unsere geplante Amerikareise ist leider schon gebucht und eine Stornierung ist in der Kürze der Zeit nicht mehr machbar. Vielleicht finden wir auf dieser Reise genügend Abstand, um das Geschehene zu verarbeiten. In zwei Wochen sind wir wieder da. Mit den Ärzten ist soweit alles besprochen, die teilten uns mit, dass Dein Aufenthalt dort sowieso noch länger dauern wird. Wir wünschen uns alle, dass Du bald wieder gesund wirst. Wir umarmen Dich!*
*Deine Mutter*

Fassungslos starrte Nadine auf diesen Brief. Sie wusste einfach nicht, wie sie darauf reagieren sollte. ›Ist das ein Scherz?‹, fragte sie sich. ›Die fliegen nach Texas, danach nach Graceland, um diesen Pomadenheini Elvis zu sehen, der sich hinter seinen Gardinen versteckt?‹ Sie konnte diesen Typen nicht leiden, schon allein, weil es für ihre Eltern nichts Heiligeres gab als diesen Schmalzvogel. In jedem Zimmer hingen irgendwelche Bilder von ihm und zu Familientreffen gab es Filme bis zum Abwinken von ihm. Man prahlte mit LPs, die wohl Unikate seien, und man schloss eine Versicherung ab, sollte der Schatz mal verloren gehen. Für all diese Dinge hatten ihre ach so tollen Prachteltern Geld und Begeisterung, für sie und ihre Geschwister nur Ablehnung und die Bestätigung dafür, dass sie nicht in das Wunschbild ihrer Eltern passten. Sie hatte für diese Zeilen keine Tränen mehr, zu oft hatte sie geweint und gehofft, nur ein kleines bisschen Liebe zu erhaschen. Stattdessen durfte sie für ihre jüngere Halbschwester und ihren großen Bruder das Hausmädchen spielen. Nadine musste jeden Morgen als Erste aufstehen, jeden einzelnen Tag so gegen 4:30 Uhr, und ihren Eltern den Kaffee bereiten. Erst wenn dieser fertig war, weckte sie ihre Eltern und brachte ihnen den gut mit Milch und Zucker dosierten Kaffee ans Bett. Das Frühstück für ihre beiden Geschwister musste sie auch vorbereiten, die Schulbrote natürlich auch. Oftmals war sie müde und hätte auch gerne einmal länger geschlafen. Hätte sie das aber getan, wäre es ihr nicht gut bekommen. ›Typisch‹, dachte sie nun, ›die fahren in den heiß ersehnten Urlaub und ich, was wird aus mir?‹

Leise wurde die Tür geöffnet und eine Schwester betrat das Zimmer. Sie brachte ihr das Frühstück ans Bett, zog die Vorhänge auf und begann leise zu singen. Nadine lauschte und beobachtet die nette junge Frau im weißen Kittel. Die Schwester sah, dass Nadine den Brief gelesen hatte und sah sie traurig an. »Wir alle sind empört darüber, dass gerade jetzt, wo du deine Eltern am nötigsten hättest, diese nicht da sind. Der Doktor hat sogar das Jugendamt informiert und bat mich dir auszurichten: Egal was passiert, wir hier im Krankenhaus halten alle zu dir.«

Nadine wollte etwas sagen, aber die Worte verhallten, wie schon am Abend zuvor, in ihrem Kopf.

»Iss erst mal dein Frühstück, damit du wieder zu Kräften kommst«, sagte die Schwester nun. »Später dann möchte sich eine nette Dame von der Polizei mit dir unterhalten ...« Nadine schüttelte verzweifelt den Kopf, die Schwester aber fügte sofort hinzu: »Ja, ja, ich weiß. Momentan fällt dir das Reden schwer, aber Block und Stift langen auch. Sie bleibt ja nicht lange, und wenn es dir zu viel wird, schmeißen wir sie wieder raus. Du hast mein Ehrenwort!« Mit einem liebevollen Zwinkern verließ sie das Zimmer.

Eigentlich wollte Nadine gar nicht reden, über was auch? Ihr Kopf war leer und sie hatte keine Erinnerung an das, was passiert war. Was sollte sie erzählen und vor allem wie sollte sie erzählen?

Sie schüttelte die Gedanken ab und genoss das Frühstück. Erst jetzt spürte sie, dass sie richtig Hunger hatte. Obwohl sie im Krankenhaus lag und die Situation eigentlich total beschissen war, fühlte sie sich seit langer Zeit das erste Mal wieder richtig wohl. Sie hatte keine Schmerzen und die Sonne schaffte es sogar, ihr ein kleines Lächeln aufs Gesicht zu zaubern.

Sie war gerade fertig mit ihrem Essen, da ging die Tür auch schon wieder auf – eine ältere Dame betrat den Raum. Sie hatte eine Aktentasche dabei und wirkte irgendwie schrullig. Die komische Brille auf ihrer Nase passte überhaupt nicht zu ihr – ›Viel zu groß‹, dachte Nadine –, aber das freundliche Lächeln und die ruhige Stimmer machten die Dame auch irgendwie sympathisch.

»Hallo Nadine, mein Name ist Römer, ich komme von der Polizei, die sich deiner Sache angenommen hat. Leider muss ich dir ein paar Fragen stellen und hoffe, wir beide finden gemeinsam Antworten. Ich habe mir sagen lassen, dass durch den Schock, den du erleiden musstest, deine Stimme nicht funktioniert, aber ich bin mir sicher, wir beide finden eine Lösung.«

Man merkte ihr an, dass ihr diese ganze Situation unheimlich war, das nervöse Rumfummeln in ihrer Aktentasche verriet es deutlich. Sie kramte einen Block und einen Stift heraus, reichte Nadine beides und setzte sich auf den Stuhl neben ihrem Bett. Sie hatte ein paar Fotos vom Tatort dabei. Auf einigen war ein Mädchen zu sehen, das am Kopf blutete und zu schlafen schien und auf den anderen sah man einen goldenen Knopf, der auf dem Boden neben einer Blutlache lag. Sie schaute Nadine fest ins Gesicht, um irgendeine Reaktion zu erkennen, aber es kam nichts. Selbst dieses Mädchen, das da schlafend lag – Nadine war nicht bewusst, dass sie selbst es war.

Nach 20 Minuten gab die Polizeibeamtin auf, sie stellte nüchtern fest, dass Nadine tatsächlich unter Amnesie zu leiden schien und verließ mit einem freundlichen »Bis bald« das Zimmer.

9 Tage später ...

Nach vielen Untersuchungen entschieden die Ärzte, dass es besser sei, Nadine nicht mehr zu quälen. Sie kamen zu der Ansicht, dass der Sprachverlust und die Amnesie auf das Erlebte zurückzuführen waren und nicht physisch, sondern psychisch abgeklärt werden müsste. Die Ergebnisse sämtlicher Befunde waren negativ, keine Anzeichen von Hirnschäden oder Sonstigem. Man wollte sie entlassen und sie ambulant von einem Psychologen betreuen lassen. Doch wo sollte sie hin? Ihre Eltern waren immer noch in den Staaten. So entschied der Arzt, die Sache nun gänzlich dem Jugendamt zu übergeben, und so kam es, dass Nadine zunächst einmal in ein Heim kam.

Der Mann vom Jugendamt holte sie vom Krankenhaus ab und erzählte ihr während der Autofahrt, wo sich das Heim befand und dass dieses wohl erst mal ein Auffangheim sei. In zwei bis drei Tagen jedoch würde sie dann in eine Wohngruppe kommen, die dann ihr neues Zuhause sein würde.

Irgendwie begriff sie gar nicht, was da passierte, alles ging so schnell und war so unwirklich, und so ließ sie zunächst einmal all das über sich ergehen. Ein Schritt mit großen Folgen ...

## *Das Auffangheim*

Nadine stand vor dem großen grauen Tor an einer sehr belebten Straße in Reinickendorf und ihr kam es vor, als würde sie vor einem Gefängnis stehen. Angst stieg in ihr auf, als sie das riesige Gebäude sah. In der Eingangsecke saß hinter einem Fenster ein Pförtner, der mürrisch über ein Mikrofon fragte, wo es denn hingehen solle. Der Mann vom Jugendamt sagte nur: »Zur Aufnahme«, und schon erklang ein Summen und das schwere Tor öffnete sich.

Der Innenhof war überdacht und die Pflastersteine waren ganz untypisch glänzend. Rechts ging es eine steile Treppe hinauf und auch hier gab es wieder einen Glaskasten, hinter dem Fenster jedoch saß eine Frau. Darüber stand in großen Lettern ›Anmeldung‹.

Nadine sah sich um und immer größer wurde die Panik in ihr. Ein Heim! Und warum? Auch wenn sie zu Hause nicht wirklich glücklich war, so war es doch ihr Zuhause, sie hatte Eltern und Geschwister. Und hier? Was war hier hinter der großen Treppe, was passierte hier?

Die Frau übernahm zunächst einmal die Krankenakte und ließ sich vom Jugendamt berichten, was passiert war. Kühl sagte sie dann, dass sie ja in diesem Falle keinen Abstrich benötigten und eine Quarantäne wohl auch nicht nötig sei. Sie erklärte, dass normalerweise jedes Mädchen, bevor sie in die Gruppe käme, erst einmal gynäkologisch untersucht wurde, und erst wenn Geschlechtskrankheiten ausgeschlossen werden könnten, dürften die Mädchen in eine der vier Gruppen.

Von alldem verstand Nadine nichts. Die Frau lächelte gezwungen und nahm dem Mann die Tasche ab. Er verabschiedete sich von ihr und ging. Ein kurzes Summen des Tores und dann war sie allein in diesem Heim.

Die Frau stieg mit ihr die steile Treppe empor, nahm einen Schlüssel und öffnete eine Tür. Sie gingen gemeinsam einen langen Gang entlang und wieder wurde eine Tür aufgeschlossen.

Sie betraten ein Büro. »Setz dich«, sagte die Frau und wies Nadine einen Stuhl zu. »Wie ich hörte, warst du bisher noch nie in einem Heim.« Sie taktierte Nadine missbilligend. Nadine schüttelte nur den Kopf. »Es gibt in diesem Haus Regeln«, wurde ihr erklärt, »die jeder einzuhalten hat, auch du, Prinzessin. Du hast am Wochenende Ausgang bis 22:00 Uhr und bekommst 25 Mark Taschengeld alle 14 Tage. Schule hast du hier im Haus, da du aber noch krank bist, bleibt dir das zunächst erspart. Stattdessen wird ein Psychologe mit dir hier eine Therapie beginnen. Du teilst dir mit einem anderen Mädchen ein Zimmer. Morgens um 6:30 Uhr ist Frühstück, mittags kochen wir zusammen in der Gemeinschaftsküche und abends bekommen wir das Essen von der Kirche geliefert. Besuche sind nicht erlaubt und Telefonate nur einmal am Tag. Hast du noch Fragen?«

Nadine hatte noch viele Fragen, aber auch hier konnte sie nichts anderes als schweigen. Sie schüttelte stattdessen den Kopf. Die Frau stand auf und gab Nadine zunächst aus einem großen Schrank Bettwäsche, Handtücher, Duschgel, Seife und eine Packung Damenbinden. Verdutzt schaute Nadine sie an, ihr fragender Blick ließ die Frau herzhaft lachen. »Sag bloß, du hattest deine Tage noch nicht?« fragte sie spöttisch.

Nadine wurde rot und trug noch mehr zur Erheiterung der grässlichen Frau bei. »Mann, Mädchen«, sagte die, »dann bist du hier anscheinend völlig fehl am Platz. Die meisten Mädchen, die hier leben, haben schon so einiges erlebt und sind alle quer durch die Bank keine Heiligen mehr, wenn sie es denn je waren. Du anscheinend bist noch unbedarft und aus irgendeinem Nest gepurzelt ... Mein Gott, was für eine ungerechte Welt«, seufzte die Frau leise und griff nach dem Telefonhörer. »Kerstin, kommst du bitte unseren Neuankömmling abholen ... Danke.«

Nach kurzer Zeit öffnete sich die Tür und eine jüngere Frau betrat den Raum. Sie lächelte Nadine freundlich an und sagte: »Na, dann wollen wir dir mal dein neues Reich zeigen. Das mit der Verständigung bekommen wir schon hin, wir reduzieren es eben erst mal auf Hand und Fuß sowie Stift und Papier, okay?«

Nadine nickte erleichtert und fand diese Frau wesentlich netter als die von der Anmeldung. Sie stand auf und folgte Kerstin durch den langen Gang. An seinem Ende befand sich wieder eine Tür. Diese war unverschlossen und von drinnen kam ihr lautes Lachen und Geplapper entgegen. Kerstin rief die Mädchen zusammen und bat alle, in die Küche zu kommen. Nadine fühlte sich unwohl in ihrer Haut, sie hasste es, wenn sie so vorgestellt wurde. Sie kannte das Gefühl schon von der Schule; immer dann, wenn ihr Stiefvater mal wieder wegen seines Jobs einen Wohnortswechsel vornehmen musste, kam sie in eine andere Schule. Und dieses flaue Gefühl, das alles Unbekannte in ihr hervorrief, mochte sie nicht. Aber sie hatte mittlerweile ja auch schon Übung darin.

Wider Erwarten waren die Räumlichkeiten recht angenehm gestaltet. Ein heller Flur, von dem wohl die Zimmer der Mädchen abgingen. Am Ende des Flures dann eine große geräumige Küche, die scheinbar auch als Aufenthaltsraum diente. Angrenzend fand man dann eine Art Wohnzimmer mit Kuschelcouch, Bücherregalen und einem Fernseher, dazu ein kleiner Plattenspieler – es sah gemütlich aus.

Die Mädchen trudelten nach und nach ein und begutachteten Nadine interessiert. Kerstin erklärte, dass Nadine momentan nicht sprechen könne und bat die Mädels, darauf Rücksicht zu nehmen.

Es war Mittagszeit und die Mädchen hatten gerade keinen Unterricht, somit waren zumindest die, die noch schulpflichtig waren, alle da. Zu dieser Gruppe, so erklärte Kerstin, gehörten wohl noch zwei, die allerdings schon arbeiteten und immer nur nachts und am Wochenende in der Gruppe lebten.

Für Nadine war das alles zu viel, sie stand da und zitterte am ganzen Leib. Sie hatte das erste Mal in ihrem Leben Heimweh und hätte sich am liebsten so klein gemacht, dass niemand sie mehr sehen, geschweige denn mit ihr reden konnte. Kerstin, die Gruppenleiterin war, erkannte, dass es Nadine nicht gut ging und wechselte das Thema. Sie rief Manuela zu sich und sie gingen zu dritt in das angrenzende Wohnzimmer. Die anderen Mädchen wies sie an, das Mittagessen zu machen und alle sechs Mädchen begannen sofort, nach Töpfen und Tellern zu suchen. Ein heilloses Durcheinander herrschte, als Kerstin, Manuela und Nadine den Raum verließen.

Kerstin setzte sich zu Nadine auf die Couch, Manuela nahm auf dem Boden Platz und lächelte sie freundlich an. »Manuela und du«, begann Kerstin, »ihr zwei habt ab sofort gemeinsam ein Zimmer. Manu ist 16 und lebt seit zwei Jahren hier. Sie wird dir alles zeigen und dir unsere Spielregeln erklären. Ich habe mit Manu heute Morgen schon gesprochen, als wir wussten, dass wir einen Neuzugang bekommen. Sie weiß also auch, dass du krank bist und hat sich bereit erklärt, dir den Einstieg hier zu erleichtern.«

Nadine schaute Manu an und musste feststellen, dass diese so gar nicht wie ein Heimkind aussah. Manu war modisch gekleidet, tolle enge Jeans mit mega weitem Beinausschnitt, geile Plateauschuhe und ein tolles Glitzershirt, auf dem die amerikanische Flagge zu sehen war. Der kurze rotblonde Haarschnitt und die dazu passenden Sommersprossen rundeten das Bild eines frechen Teenies ab. Sie wirkte sympathisch und Nadine mochte sie auf Anhieb.

»So, nun zeig ihr mal ihr Zimmer, Manu, und dann kommt essen.«

Manu ging voran und lief langsam den Flur entlang. »Da ist das Klo und das Bad, jeder hat hier einen abschließbaren Spind, in dem man seine ganze Kosmetik sowie die Handtücher verstauen kann. Eine Waschmaschine findest du auch dort, wie sie funktioniert erkläre ich dir später.« Ein paar Schritte weiter öffnete Manu eine Tür und schon standen wir in einem großen Zimmer mit zwei Betten links und rechts an der Wand. Diese standen unter zwei großen Fenstern. Der Raum wurde von einem Bücherregal geteilt, sodass beide Mädchen ein eigenes kleines Reich hatten. Ein großer Schreibtisch und eine Stehlampe, zwei Stühle und ein Kleiderschrank – das war's.

›Immerhin größer als mein Zimmer‹, dachte Nadine, und so wie es aussah, durfte man hier sogar Poster aufhängen. Manu schien auf *Slade und Sweet* zu stehen, denn ihre Hälfte des Zimmers war damit fast gänzlich zugeballert. ›Nicht meine Musik‹, dachte Nadine und freute sich, dass sie hier anscheinend nicht heimlich die *Bravo* lesen musste. Für ihre Eltern nämlich war es nicht weiter als ein Schmierblatt und nichts für 13-jährige Mädchen. Heimlich hatte sie sich die Zeitung von ihrem Bruder gemopst und sie dann in der Schule mit Vanessa und Ingeborg gelesen. Die Dr.-Sommer-Seite war dann immer das Highlight und der Spaß dabei riesengroß.

Nadine bezog ihr Bett und packte ihre Klamotten in den Schrank, sie blieb ja eh nur solange, bis ihre Eltern aus den Staaten zurück waren, daher konnte ihr hier eigentlich alles egal sein. Lange würde sie nicht bleiben, da war sie sich sicher.

6 Wochen später ...

Dr. Tröger sah Nadine an, als sie weinend vor ihm saß und er den Brief ihrer Mutter gelesen hatte. »Hey«, sagte er, »meinst du nicht, dass es besser ist, sich darauf einzustellen, hier weiterhin bleiben zu müssen? Schau mal, du hast hier Freundinnen gefunden und ganz ehrlich, wenn ich dich jetzt nach sechs Wochen sehe und zurückblicke auf unsere erste Therapiestunde, dann kann ich nur sagen: Du hast große Fortschritte gemacht. Okay, deine Stimme ist noch nicht zurück, aber durch den Umgang mit den anderen Mädchen hier blühst du langsam auf, findest du nicht auch?«

Nadine wischte sich trotzig die Nase und schrieb auf den Block: ›Ich liebe meine Eltern, auch wenn sie mich nicht mehr sehen wollen, weil ich laut ihrer Meinung eine Schande mit mir trage. Ich kann doch nichts dafür, wenn die Geschäftspartner meincs Stiefvaters ihn darauf ansprechen. Verdammt, ich habe doch nichts Falsches getan. Es stimmt nicht, dass ich mit Männern rummache. Ich hatte noch nie einen Freund oder so. Ich weiß nicht, was meine Eltern von mir denken, ich habe diese Vergewaltigung‹, sie hielt im Schreiben inne, schluckte und wurde bleich, ›nicht provoziert. Ich kannte den Mann nicht und ich weiß bis heute nicht, wie er aussieht. Warum wollen mich meine Eltern nicht mehr? Ich soll meine Sachen abholen und dann wollen sie Abstand. Was ist das denn für eine Scheiße?!‹ Nadine war das erste Mal in ihrem Leben richtig wütend und hätte am liebsten laut geschrien.

Dr. Tröger selbst verstand es auch nicht. Wie konnten Eltern so grausam sein. Er versprach Nadine, ein Gespräch mit ihren Eltern zu führen und würde sie dazu holen. Zudem wollte er, dass er und Nadine den Tatort nochmals aufsuchten, um eventuell diese Erinnerungslücken und die damit verbundene Blockade zu lösen. Er fand, dass sie jetzt stabil genug sei und eben auch hier in der Gruppe genügend Halt hatte. Das dass eine Fehlentscheidung sein würde, wusste er da noch nicht, aber es würde vieles verändern.

## *ADIEU, ALTES LEBEN*

Die U-Bahn hielt und Nadine stand das erste Mal nach knapp drei Monaten mitten im Getümmel vom Ku'damm. Die frische Februarluft und das Gefühl von Freiheit taten ihr gut. Sie hatte das erste Mal Ausgang und Taschengeld bekommen und dazu noch 150 Mark Bekleidungsgeld. Sie durfte nun alleine für sich Klamotten kaufen. Zwar war Kerstin dabei und die würde darauf achten, dass sie das Geld auch wirklich dafür ausgab, aber ihr Taschengeld war auch 'ne Menge und davon wollte sie sich Schminke kaufen und natürlich die Bravo. Sie kam sich richtig erwachsen vor und freute sich schon seit Wochen auf diesen Tag. Kerstin hatte auch gute Laune und so machten sich beide auf den Weg und eroberten ein großes Kaufhaus.

Manu, ihre Zimmergenossin bat sie, ihr Kippen mitzubringen. Sie hatte Ausgangssperre, weil sie, wie so oft mal wieder, nach einem Wochenendausgang nicht nach Hause kam und zwei Tage später dann von der Polizei am Bahnhof Zoo aufgegriffen wurde. Man hat sie dann zurück in die Ollenhauer gebracht und nun durfte sie erst mal für zwei Wochen nicht raus, dementsprechend war ihre Laune. Sie mochte Manu, aber manchmal war sie auch nervig. Sie hatte nur Jungs im Kopf und war wohl auch keine Jungfrau mehr. Sie rauchte und ging oft in einen Laden, der sich *Sound* nannte. Sie sagte, der sei so abgefuckt, der Laden, und keiner schert sich da um das Alter. Der Türsteher dort war wohl momentan ihr Lover und daher bekäme sie auch die Drinks umsonst. All das war für Nadine Neuland, machte sie aber auch neugierig.

Kerstin holte sie aus ihren Tagträumen zurück: »Hey, schau mal hier! Was hältst du von der Jeans?«

Nadine nickte, fand die Hose megatoll, denn zu Hause durfte sie Bluejeans nicht tragen, sondern nur normale Stoff- oder Cordhosen. Die hier jedoch hatte ein riesiges Peacezeichen auf dem Oberschenkel und an den Hosenbeinen war ein roter Keil eingenäht, so hatte die Hose einen großen Schlag. Dazu kaufte sich Nadine noch eine Carobluse, einen olivgrünen gefütterten Parka mit Kapuze und das erste Mal richtige Plateauboots in braunem Wildleder zum Schnüren.

Ein paar Stunden später waren beide mit Tüten beladen und Nadine um viele Dinge reicher. Sie freute sich riesig und lächelte auf dem ganzen Heimweg.

Als sie wieder in ihrem Zimmer war, kam Kerstin noch mal zu ihr und sagte: »Dr. Tröger will dich sprechen.«

Nadine räumte ihre Sachen in den Spind im Bad und ging dann zu ihm. Dr. Tröger erwartete sie schon. »Morgen«, sagte er, »Fahren wir zu deinen Eltern, und bei dieser Gelegenheit besuchen wir auch den Tatort noch mal.«

Nadine wurde kreidebleich. Ihre Eltern, okay, sie brauchte ja auch ihre Anziehsachen und ihr Schulzeug, aber der Tatort machte ihr Angst. Nadine nickte nur kurz und wollte gehen, als der Doktor sie am Arm festhielt und sagte: »Hey, wir schaffen das. Du willst doch auch wieder sprechen können, oder?«

Nadine zuckte mit den Schulter, sie kam auch ohne Stimme mittlerweile ganz gut zurecht und sie war froh, dass sie sich an nichts erinnern konnte. Denn laut Aussagen der Mädchen musste so etwas, wie sie es erlebt hatte, wohl ein Albtraum sein. Richy, die eigentlich auch eine Frau ist, wurde wohl auch mal vergewaltigt. Sie ist zwar schon 18 und lebt schon seit zwei Jahren in der Ollenhauer, aber sie ist seitdem lesbisch und hasst Männer wie die Pest. Sabrina ist Junkie, sie nimmt Drogen und ist Richys Freundin. Die beiden haben auch ihr eigenes Zimmer. Richy bezeichnet Nadine als Weichei und sagt, dass auch sie irgendwann 'ne Lesbe werden würde, denn spurlos geht so was an einer Frau nicht vorbei. All diese Spekulationen machten ihr Angst, deshalb wäre es ihr lieber gewesen, einfach alles so zu lassen wie es war.

Als würde Dr. Tröger ihre Gedanken erraten können, sagte er: »Man muss sich den Dingen stellen und daran arbeiten, anders gehts nicht. Ich hole dich morgen ab und wir fahren gemeinsam erst zu deinen Eltern und dann begehen wir gemeinsam den Tatort. Bis morgen dann.« Er ließ Nadine gehen.

Nadine stand vor der Wohnungstür ihrer Eltern und irgendwie war ihr ganz komisch zumute. Sie hatte den Schlüssel noch ... Sollte sie jetzt klingeln oder einfach aufschließen und rein gehen? Unsicher stand sie an der Tür. Dr. Tröger stand hinter ihr und ließ sie entscheiden, Nadine klingelte. Von außen war nichts zu hören, irgendwie war aber alles um sie herum verstummt. Im dunklen Hausgang roch die Luft nach Bohnerwachs und sie hörte nur ihr Herz klopfen. Sie standen eine Weile reglos da, doch auch nach einigen Minuten kam niemand und öffnete die Tür. Nadine sah Dr. Tröger an, der jetzt selbst die Klingel betätigte und dann hörte man leise Schritte.

Ihre Mutter öffnete und sah Nadine lächelnd an. Sie bat beide herein, Nadine sah Koffer und Taschen im Flur stehen und wusste: Das hier wird ein Abschied für immer. Komisch war nur, dass es ihr gar nicht weh tat. Ihre Zimmertür stand offen und sie sah, dass man all ihre Sachen ausgeräumt hatte. Als ihre Mutter ihrem Blick folgte, sagte sie fast entschuldigend: »Vater war der Meinung, dass man den Raum jetzt endlich als Büro nutzen könnte.«

Diese Stimme, mit der sie sprach, tat Nadine nun doch unglaublich weh. In ihr kochte das erste Mal seit Langem unglaubliche Wut auf. Gerne hätte sie jetzt ihre Mutter angebrüllt und ihr gesagt, wie scheiße sie sich benahm. Gerne hätte sie ihr gesagt, dass all das, was sie getan haben, nichts mit Elternsein und Liebe zu tun hatte. Gerne hätte sie herumgebrüllt und all das heraus geschrien, was nun schon seit Jahren in ihr brodelte, aber sie konnte nicht, sie war stumm und so liefen nur Tränen über ihr Gesicht.

Dr. Tröger fand zuerst die Worte wieder und sagte lässig: »Nadine hat jetzt mit Manu, ihrer Freundin, ein eigenes Zimmer«, und zwinkernd zu Nadine betonte er, dass sie es gestalten durfte wie sie wollte und es recht hübsch geworden war.

Ihre Mutter reagierte nur knapp: »Na dann.«

Herr Tröger hatte keine große Lust, noch weiter unpersönliche Konversationen zu führen und fragte stattdessen: »Sind das Nadines Sachen?«

Die Mutter nickte. Nadine nahm den Koffer und ihr Kuschelkissen, den Rest klemmte sich Dr. Tröger unter den Arm. Kein Abschied, kein Tschüss und kein Zeichen der Trauer, als sie die Tür zu ihrem Elternhaus schloss.

Sie gingen zum VW-Bus, verstauten die Sachen und stiegen ein. »Wer solche Eltern hat«, sagte Dr. Tröger, »der braucht keine Feinde. Eins musst du mir versprechen, Nadine: Halte dich in Zukunft von deinen Eltern fern. Sie sind nicht gut für dich, schaden deiner Seele.«

Nadine nickte und ließ ihrer Trauer freien Lauf. Dr. Tröger entschied, Nadine erst einmal zum Essen einzuladen, denn nach dieser Erfahrung hier mit ihren Eltern wäre die Besichtigung des Tatortes und der damit verbundenen Schocksituation zu viel auf einmal. So fuhren sie zum Italiener und aßen genüsslich eine Pizza.

2 Stunden später ...

Nadine stand vor dem großen Hofeinfahrtstor und ihr Herz raste wie verrückt. Es war helllichter Tag, aber irgendwie schien es genau an diesem Haus dunkel zu sein. Ihr war kalt und sie zitterte am ganzen Körper. Als Dr. Tröger die Tür zum Hofeingang öffnete, hatte Nadine plötzlich diesen fiesen Geruch SEINER Hände in der Nase. Ihr wurde schlecht, und als sie einen Schritt durch dieses Tor machte, verlor sie die Kontrolle über sich selbst. Sie sank zu Boden, in ihrem Kopf hämmerte es wie verrückt. Sie übergab sich und spürte auch nach dieser langen Zeit jede einzelne Berührung noch einmal. Sie durchlebte in ihrem Innersten das ganze Szenario der Vergewaltigung noch einmal. Nur diese leise Stimme neben ihr, die sie zu beschützen schien, machte den Unterschied aus.

Nadine saß zusammen gekauert auf den eiskalten Fliesenboden, schlug die Hände vors Gesicht und wimmerte leise: »Bitte, bitte, lass mich in Ruhe. Bitte, bitte, tu mir nicht mehr weh.« Sie zog die Beine an, legte ihr Kinn darauf und weinte bitterlich.

Dr. Tröger legte schützend seinen Arm um sie, Nadine jedoch wehrte ab und schrie ihn an: »Lass mich in Ruhe, du Arsch! Lass die Finger von mir! Ich hasse dich, ich hasse dich, ich hasse euch alle, ich hasse mich!« Sie sprang auf und wollte weglaufen, aber ihre Beine versagten und sie brach in sich zusammen. Dunkelheit umfing sie ...

4 Stunden später ...

Langsam öffnete sie ihre Augen und sah sich um. Wieder einmal lag sie im Krankenhaus, aber diesmal war es anders. Dr. Tröger saß neben ihrem Bett und streichelte ihre Stirn. »Da bist du ja wieder. Wir beide haben es geschafft«, sagte er lächelnd.

Nadine raffte sich auf und bemerkte nun, dass sie angezogen auf einer Liege lag. »Was ist passiert?«, fragte sie und war erschrocken, ihre eigene Stimme zu hören.

Dr. Tröger lachte, als er ihr verdutztes Gesicht sah. »Ich wusste es«, sagte er, »ich wusste, dass wir diese Barriere brechen, wenn wir diesen mistigen Ort noch mal aufsuchen.«

Langsam kehrte auch bei Nadine die Erinnerung zurück und wieder wurde ihr übel. Diesmal jedoch musste sie sich nicht übergeben, denn das Beruhigungsmittel wirkte und Nadine blieb ruhig. Das erste Mal konnte sie über das Passierte reden. Und sie redete. Dr. Tröger stellte keine Fragen, er hörte einfach nur zu und Nadine erzählte von diesem Abend, von dieser Nacht, von der Wut, die sie in sich spürte und von der Traurigkeit, die sie empfand, weil ihre Familie sie so alleine ließ. Sie weinte und schrie, sie schwieg und litt, sie brüllte und dann war sie wieder ganz ruhig.

Es vergingen Stunden und erst als die Tür zu diesem Raum aufging sah Nadine, dass sie in einer Arztpraxis lag. Dr. Tröger erklärte ihr, dass er sie nach ihrem Zusammenbruch in den Wagen geladen hatte und mit ihr in seine Arztpraxis gefahren war. Dort hat er ihr dann ein Beruhigungsmittel verabreicht, das war nun vier Stunden her. Die Sprechstundenhilfe verabschiedete sich nun in den Feierabend.

Nadine war froh, nicht wieder in einem Krankenhaus zu liegen und wollte nun nur noch nach Hause. Nach Hause? Sie hatte kein Zuhause mehr, dafür hatten ihre Eltern nun ein Büro und Nadine war in einem Heim. Okay, dachte Nadine, zu Hause gibt es nicht mehr, altes Leben adieu ...

14 Kerzen leuchteten auf der kleinen Torte, die Mädels hatten gebacken. Nadine schlief noch. Kerstin hatte den Tisch liebevoll gedeckt, und nun stand die ganze Rasselbande, sogar Richy und Sabrina, an ihrem Bett und sangen lauthals Happy Birthday. Nadine räkelte sich und musste lachen, weil sich das so schief anhörte und eigentlich gar nicht schön war. Trotzdem sang sie mit und freute sich über diese Überraschung.

Als sie aus dem Bett krabbelte, sagte sie: »Ey, da musste ich erst 14 , um mal so geweckt zu werden.«

Manu zog sie aus dem Zimmer und verschlafen, schlurfend hinkte Nadine hinter dem Mädchen her. 14 kleine, verpackte und liebevoll dekorierte Geschenke lagen zwischen Luftballons und Konfetti auf dem Tisch. Nadine stand davor und konnte es kaum glauben. Sie schaute Kerstin an, die ihr aufmunternd zulächelte und sagte: »Mach schon auf, das gehört alles dir.«

Noch nie hatte Nadine so einen Geburtstagstisch bekommen und noch nie hatte sie so viele Menschen dabei. Sie stand einfach nur da und weinte. Richy stupste sie an und sagte: »Ey, Kleine, jetzt mach mal hier nicht einen uff Weichei, pack aus! Icke will sehen, was et jibbt.«

Nadine tat wie ihr befohlen und packte jedes Päckchen aus. Im ersten war ein Parfüm von *Janine D*, im zweiten eine Rundbürste, im dritten eine kleine Kosmetiktasche, dazu bekam sie Lidschatten, Wimperntusche, einen Kajalstift, in einem Päckchen war ein Lipgloss mit Cola-Geschmack, dann noch ein Puder, ein Abdeckstift, ein paar silberne Ohrringe in Form eines Notenschlüssels und die dazu passende Kette. Auch eine kleine Geldbörse bekam sie, die wie ein Schmetterling aussah und aus Wildleder war. Sogar Kondome hatte man ihr geschenkt und letztlich eine Eintrittskarte zu einem Talentwettbewerb im *Big Eden* am Ku'damm.

Nadine staunte nicht schlecht und schaute sich vor allem die Kondome neugierig an. »Was soll ich denn mit den Ballons?«, fragte sie recht doof.

Richy lachte und sagte: »Ey, Kleine, die sind von mir, ick steh zwar nicht uff Kerle, abba Oma will ick och keine werd´n, und schon ja nicht hier im Knast.«

Alle lachten, Nadine wurde knallrot. Dann nahm sie die Eintrittskarten in die Hand und fragte, von wem die sind und da meldete sich Kerstin. »Die sind von mir«, sagte sie. »Du hast im Musikunterricht hier von allen die besten Noten und alle Mädchen müssen sich deine ›Marianne‹ anhören. Immer wieder läuft bei dir ›Fremder Mann‹ und du singst lauthals dazu, da dachten wir, um dem Gejaule ein Ende zu machen, singst du einfach mal vor richtigem Publikum.«

Nadine sprang aufgeregt in der Küche rum und schrie: »Nee, nee, nee, ich singe nirgendwo, ihr seid alle Plemplem, ich kann so was nicht.« Aber alle Mädchen brüllten zurück: »Und ob du singst! Und weißt du was, wir werden alle dabei sein.«

Nadine schaute auf das Datum der Tickets und sah, dass sie, wenn sie es anständig machen wollte, nur noch zwei Wochen Zeit hatte, um den Text und auch die Melodie zu beherrschen. Sie wollte ja auch nicht als Verlierer dastehen, und endlich hätte sie mal eine Gelegenheit, zu beweisen, dass auch sie etwas konnte. Heimlich träumte sie davon, auf einer großen Bühne zu stehen und zu singen. Sie liebte Juliane und Marianne, mochte aber auch die Songs von Pussycat und Abba. So oft sie konnte und sie niemand sah, stand sie vorm Spiegel und sang den ›Fremden Mann‹ an und wäre gern die ›Dancing Queen‹ gewesen.

Kerstin lachte laut, als sie Nadines Gesicht sah. »Sei ehrlich«, sagte sie, »du träumst doch schon lange von einer Bühne, und wir alle dachten, das hier«, sie winkte mit den Karten, »ist der erste Schritt in die richtige Richtung.«

Innerlich freute sich Nadine sehr und sie wusste, Manu würde ihr helfen. Sie kannte das *Big Eden* und sie wusste, wie man sich in solchen Discotheken bewegte. Manu war auch die, die sie immer bestärkte, wenn sie mal wieder lauthals mitsang ... Ja, Manu würde ihr helfen.

Nadine hatte eine tolle Geburtstagsparty und fühlte sich so richtig wohl, als der Tag schließlich zu Ende ging. In ihrem Zimmer stellte sie dann ihren Rekorder an und hörte wie so oft: »Nur zwei Schritte, zwei, drei Schritte trennen mich von dir, doch was hilft es, ja, was hilft es, denn du tanzt mit ihr. Oh, warum kann ich nicht die andere sein, warum muss ich hier ganz im Geheimen träumen ... Fremder Mann, schau mich an ...« Sie liebte diesen Song und sie fühlte jede einzelne Strophe. Sie dachte an Daniel und fragte sich, wie es ihm wohl ginge. Würde er sie vermissen bei all den vielen Mädchen, die ihn anhimmelten? Sie hatte nie ein Wort mit ihm geredet. Würde er sie überhaupt wiedererkennen? Ihre Haare waren inzwischen nur noch schulterlang und mittlerweile war sie auch richtig modisch gekleidet. Die Mädchen im Heim gaben ihr täglich Stylingtipps, eigentlich drehte sich ihre Welt mittlerweile fast nur noch um *Bravo*, *Bay-City-Rollers* und um Musik. Ja okay, die Schule gab es auch noch, aber wirklich Lust zum Lernen hatte in ihrer Gruppe niemand. Nadine musste oft schmunzeln. Wenn die Erzieher wüssten, was für geniale Spickertricks sie mittlerweile beherrschte. Dr. Tröger hatte mal gesagt, dass Nadine das Schummeln eigentlich gar nicht nötig hätte, sie sei nur zu faul. Sie dachte dann immer flapsig: ›Wo er recht hat, hat er recht.‹

2 Wochen später ...

Nervös stand Nadine vor dem Spiegel, sah sich das erste Mal an und bemerkte, dass sie sich verändert hatte. Aus dem scheuen Mädchen war mittlerweile ein richtig hübscher Teenager geworden. Ihre Haare trug sie modisch nach außen geföhnt und das dunkle Braun passte wunderbar zu ihren tiefgrünen Augen. Ihre weiße Carmenbluse zeigte ihre Schultern, und die enge Jeans mit dem weiten Schlag ließen sie noch schlanker wirken. Sie hatte sich von Sabrina schminken lassen und Richy stand daneben und laberte ihr die Taschen voll. Sie spürte, dass Richy sie mochte, weil sie oft so unbeholfen war und weil sie sich von den anderen Mädchen doch noch sehr unterschied. Auch wenn Nadine keine Jungfrau mehr war, so war sie es im Herzen und jeder hier im Heim kannte ihre Geschichte. So war es auch für Richy eine riesige Überraschung, als sie Nadine das erste Mal sprechen hörte und hatte damals zu ihr gesagt: »Ey, Kleine, ick verspreche dir, wenn dir noch mal een Kerl anne Wäsche will, knall ick ihn ab. Dit iss keine Drohung, dit issen Versprechen.« Und wer Richy kannte, wusste, dass sie im falschen Körper geboren wurde, denn Richy, die eigentlich Ricarda hieß, war eine hässliche Frau, aber ein sehr attraktiver und muskulöser Mann, der keinem Streit aus dem Weg ging und sich zu wehren wusste. Wer Richy zum Feind hatte, musste ihn fürchten, wer Richy zum Freund hatte, hatte ihn ein Leben lang.

Nadine stand in dieser großen Disco, die noch geschlossen war. So leer wirkte sie riesengroß. Auf der Tanzfläche wurde schon geübt und ein blonder Typ mit Schmalztolle sang ›Your my Teddybär‹. Ob das jetzt ein gutes Omen war, ausgerechnet diesen Elvissong als ersten Eindruck hier zu hören? Der Typ war aber super. Sie waren alle mitgekommen und nun stand da die Meute, bestehend aus sieben ihr sehr lieb gewordenen Menschen, und sie alle wollten sie bei dem, was nun kommen sollte unterstützen.

Schon am Eingang war zu lesen: ›Heute großer Talentwettbewerb, auch Du hast eine Chance.‹ Kerstin ging mit ihr zu dem Veranstalter, Bernhard Kaiser hieß er, und meldete sie dort an. Bernhard war meganett zu Nadine und fragte sie, ob sie schon mal gesungen hat, so vor Publikum.

»Nein«, sagte Nadine.

»Na, das bekommen wir doch hin! Du brauchst zwei Lieder. Was willst du singen?«

»›Mister Paul McCartney‹ und ›Fremder Mann‹«, sagte Nadine.

»Das passt zu dir, Kleine.«

Die Tonbänder wurden für sie raus gesucht und eingelegt. Nun durfte Nadine das erste Mal üben. Ihre Hände zitterten und das Mikro wackelte in ihren Händen, ihr Herz pochte ihr bis zum Hals. Die Musik setzte ein und prompt verpatzte Nadine den Einsatz. Noch mal von vorn. Nach dem dritten Anlauf klappte es, Nadine aber stand stocksteif auf der Tanzfläche. Dafür sang sie mit Leib und Seele.

Die Mädels standen am Tanzflächenrand und hörten zu. Alle schauten gebannt auf sie. Am Anfang war Nadine noch sehr unsicher, aber dann machte es irgendwie Klick in ihrem Kopf und sie war in ihrer eigenen Welt. Alles um sie herum verblasste, sie fühlte den Song und sang mit so einer Leidenschaft, dass alle nur noch gebannt auf sie schauten.

Als sie fertig war hörte sie aus weiter Ferne ein tosendes Gebrüll. Die Mädels rannten auf die Tanzfläche und umarmten sie. Kerstin hatte Tränen in den Augen, versuchte diese zu verstecken. Auch Bernhard kam zu ihr: »Das war sehr, sehr gut, Kleine. Und du wirst sehen, du hast große Chancen zu gewinnen.«

Die Disco füllte sich mit immer mehr Talenten und es war alles dabei. Kate Busch, Elvis Presley in zwei Varianten, Donna Summer, ein kleinerer Junge mit dem Song ›Dana‹, ein irrer Typ Namens Olaf, der wohl irgendwie einen an der Klatsche hatte und eigentlich nur für Belustigung sorgte, und dann ein Wahnsinnstyp, der aussah wie Jürgen Drews und auch so sang.

Nadine sah ihn erst gar nicht, weil sie mit den Mädchen quasselte, aber als er anfing zu singen, drehte sie sich um und dachte, sie würde tatsächlich Jürgen Drews sehen. Alle waren sie von den Socken. Wie er so dastand mit seinem Strickpulli, auf dem ein großer Stern zu sehen war, und dann die knallenge Anzughose in schwarz. ›Wow‹, dachte Nadine, ›der ist ja megahübsch.‹

Lucas – so hieß er, wie sich herausstellte – hat schon öfter auf solchen Veranstaltungen gesungen, das merkte man ihm auch an. Er wirkte sehr selbstsicher und irgendwie auch arrogant. Er wusste, dass er ein Mädchenschwarm war.

Schließlich hatten alle geprobt und die Disco füllte sich so langsam mit Menschen. Die Talente hatten ihren Platz rund um die Tanzfläche eingenommen. Zehn Talente gab es, und Nadine war mittendrin. Das erste Mal in ihrem Leben war sie in einer Disco und nun sollte sich ihr Traum erfüllen. Sie war so was von nervös! So sehr, dass sie nur noch schweigend dasaß und staunte.

Es gab zwei Durchgänge. Im ersten würde sie als dritte dran sein, beim zweiten hatte sie die Startnummer 7. Sie würde als Erstes ›Fremder Mann‹ singen und als zweiten Song dann ›Mr. Paul McCartney‹.

Sie hatte noch ein bisschen Zeit. Richy kam mit zwei kleinen Gläsern zu ihr: »Hier, Kleine! Trink dit, dit macht dich locker.«

Nadine hatte noch nie zuvor Alkohol getrunken. »Was ist das?«, wollte sie wissen.

»Rum-Cola«, sagte Richy, »dat Zeug ist jut und macht dir freier.«

Nadine trank und spürte ein Brennen im Hals, als sie das erste Glas geleert hatte. Nach dem zweiten wurden ihre Beine ein wenig schwer, aber sie spürte auch, dass sich die Nervosität etwas legte.

Der Wettbewerb begann. Als Erstes sang die Schmalztolle in schwarz. Wow, der hörte sich wirklich so an wie Elvis. Nadine beobachtete die Auftritte der anderen ganz genau. Sie hatte nach dem Alkohol nun weniger Angst und beobachtete genau, wie die anderen es machten, sie wollte sich schließlich nicht blamieren.

Als zweite sang Donna Summer. Nadine fand sie recht arrogant und die Stimme gefiel ihr auch nicht, zudem war sie zu aufgetakelt.

Doch nun hieß es Hintern zusammen kneifen; Bernhard rief ihren Namen auf und erklärte dem Publikum, dass sie noch nie auf einer Bühne gestanden hatte und dass sie der Marianne sehr ähnlich sehen würde.

Nadine stand nun auf dieser riesigen Tanzfläche, das Mikrofon in der Hand und ihr Herz klopfte ihr bis zum Hals. Die Leute applaudierten und machten ihr damit Mut. Die Musik begann, Nadine schloss die Augen und begann zu singen. Diesmal verpatzte sie den Einsatz nicht, und wieder tauchte sie ab in die Welt, nach der sie sich immer sehnte – eine Welt voller Anerkennung, Lob und Akzeptanz. Darum liebte sie das hier so und auch aus der Lust heraus, anders zu sein und gut zu sein. Nadine sang mit Gefühl und Seele und sie spürte, dass sie genau hier sein wollte, in diesem Moment, und dass sie das alles nie wieder missen wollte. Als sie den letzten Ton aus sich heraus gleiten ließ, war es in den ersten Sekunden ganz still. Dann öffnete sie die Augen und die Leute applaudierten und riefen »Bravo«. Eingeschüchtert stand Nadine da und wusste nicht, wie sie sich jetzt verhalten sollte, daher hauchte sie nur ein leises »Danke« in das Mikro und ging zu ihren Mädels, die sie liebevoll umarmten. Nadine zitterte am ganzen Körper und Kerstin flüsterte ihr stolz ins Ohr: »Wow, Süße, das hast du toll gemacht.« Auch Manu und all die anderen schauten sie voller Stolz an und plapperten fröhlich drauf los.

Nadine bemerkte nicht, dass Bernhard an den Tisch kam und sich zu ihr setzte. »Hey«, sagte er, »das hast du gut gemacht. Wenn du möchtest, kannst du gerne das nächste Mal auch mitmachen. Ich gebe dir meine Telefonnummer. Ruf mich am kommenden Freitag an und ich sag dir, wo wir dann sind.«

Bernhard musste so um die 40 sein, sah aber ganz vertrauenswürdig aus. Nadine lächelte ihn an und steckte die Telefonnummer ein.

Auch der zweite Durchgang verlief wie im Flug. Nadine, die als siebte dran war, versuchte ihr Bestes, fand aber, dass sie beim ersten Mal besser gesungen hatte. Nach ihr war Lucas dran. Sie saß auf der Bank am Tisch ihm genau gegenüber und er sang einen Song von den BeeGees. Wow, wie hoch der singen konnte! Mann, und wie gut der aussah! Seine mittelbraunen Haare waren schulterlang und er hatte ein anziehendes Lächeln. Seine blauen Augen leuchteten bei dieser Beleuchtung und fielen sofort auf.

Nadine war ganz gefesselt und bemerkte gar nicht, dass sie dasaß und ihn regelrecht anhimmelte. Er war älter als sie, aber das störte Nadine nicht. Richy schlich sich von hinten an und schupste sie an. »Ey Kleine, wat kiekste denn den Typen so an, als würdest den fressen wollen?«

Ertappt drehte Nadine sich um. »Jetzt sei doch mal ehrlich; der schaut doch megagut aus.«

In dem Moment war auch er mit seinem Song fertig, und nun wurde der Sieger gewählt. Jeder im Publikum bekam einen Zettel, auf dem er seinen Favoriten ankreuzen sollte.

Nach einer halben Stunde dann war es soweit. Die Entscheidung. Es wurden der erste, zweite und dritte Platz gekürt, aber nur der Sieger würde eine Urkunde bekommen und dann bei der Endausscheidung um einen Plattenvertrag kämpfen. Dieser wurde unter den zehn Gewinnern der Wettbewerbsstaffel vergeben. Man hatte also zehn Wochenenden Zeit, sich für diesen letzten Wettbewerb zu qualifizieren.

Den dritten Platz machte der kleine Junge, der ›Oh, Dana‹ gesungen hatte. Den zweiten Platz machte Nadine und sie freute sich riesig über die silberne Schallplatte im Bilderrahmen mit ihrem Namen und dem Song, mit dem sie gewonnen hatte. Der erste Platz ging an Lucas. ›Das war ja klar‹, dachte Nadine, aber sie gönnte ihm seinen Erfolg, er war ja auch gut.

Lucas musste noch mal singen und diesmal kam er auf sie zu und sang sie an. Nadine wurde knallrot und drehte sich zu ihren Mädels. Sie konnte diesem Typen einfach nicht vor versammelter Mannschaft in die Augen schauen. Kerstin lachte. »Na, Kleine! Hast du einen Verehrer?«

Nadine wurde noch roter und maulte. »Der ist viel zu alt und zu arrogant.« Dass diese Worte einmal ganz große Bedeutung bekommen würden, hätte Nadine nie gedacht.

2 Wochen später ...

Talentwettbewerbe standen bei Nadine so gut wie an erster Stelle, sie hatte nun ihren Traum gefunden. Doch bei den Erziehern stieß sie auf Unverständnis, denn die waren der Meinung, Nadine solle erst mal ihre Schule fertig machen. Nadine hatte die Nase voll vom Lernen und von den ewigen Nervereien der Erzieher. Sie begann zu rebellieren und war nicht mehr das schüchterne, kleine Mädchen, sie wurde erwachsen und mutierte zu einer richtigen kleinen Kröte. Sie begann, ihre Meinung lautstark zu vertreten und machte es den Menschen, die es ja eigentlich nur gut mit ihr meinten, sehr schwer. Oftmals kam sie abends nicht rechtzeitig vom Ausgang zurück und man brummte ihr dann irgendwelche Küchendienste oder zusätzliche Putzarbeiten auf. Sie war mürrisch, schlecht gelaunt und wollte beweisen, dass sie niemanden brauchte, schon gar nicht solche Ökofreaks, die sich Pädagogen nannten.

Nadine machte sich gerade wieder für den Samstagabend fertig, als Kerstin ins Bad kam und fragte, was sie vorhatte. »Ich gehe wieder zum Singen«, sagte Nadine und schaute Kerstin fragend an.

»Okay«, sagte diese, »aber du bist pünktlich – und diesmal richtig pünktlich zu Hause, ansonsten bekommst du zwei Wochen Ausgangssperre und musst in den Quarantäneraum.«

4 Wochen später ...

Der Alltag war wieder eingekehrt und mittlerweile interessierte sich kaum noch jemand für das Singen und den Wettbewerb. Bis auf Nadine: Sie nahm an allen Veranstaltungen teil, musste aber immer um 23 Uhr zu Hause sein. Sie hasste das – wenn es richtig toll wurde, musste sie schon in der U-Bahn sitzen und nach Hause fahren. Sabrina und Richy begleiteten sie ab und zu.

Ansonsten galt es für Nadine, die Schulbank zu drücken. Sie hatte gar keine Lust auf Schule, zumal sie sowieso meist gelangweilt irgendwo auf ihrem Block herumkritzelte und mit ihren Gedanken schon wieder beim nächsten Talentwettbewerb war. Sie war süchtig nach diesem Gefühl und sie wäre gern schon 18, um endlich das machen zu können, worauf sie wirklich Lust hatte.

Der Alltag im Heim war immer gleich, und immer mehr spürte Nadine den Drang, Neues zu erleben. Zu lange steckte sie schon hinter diesen Mauern und zu lange hatte ihr Leben nur aus Verboten bestanden. Richy und Sabrina waren bereits volljährig, die hatten keine festen Zeiten mehr, an denen sie zu Hause sein mussten. Den Erziehern war es nur wichtig, dass beide ihre Ausbildung fertig machten.

Nadine wäre gerne wie Sabrina gewesen, auch wenn diese lesbisch war. Sie sah so toll aus – schlank, lange schwarze Haare und enorm groß. Richy liebte sie abgöttisch und tat alles für sie. Sabrina lernte ... keine Ahnung was, aber Richy war

Kfz-Mechaniker und er träumte von einem eigenen Auto, am liebsten hätte er einen Ford Capri mit Marlborowerbung.

Es war Samstag, und wieder einmal machte sich Nadine fertig für ihren Auftritt im *Big Eden*. Sie stand im Bad und schminkte sich gerade, als sie merkte, dass jemand auf der Toilette war und irgendwie komisch stöhnte. Nadine hielt inne, um zu lauschen und wieder war da dieses komische Geräusch. Ihr Gefühl sagte ihr, dass irgendetwas nicht stimmte und so öffnete sie die Klotür.

Sabrina saß auf der Kloschüssel, hatte die Ärmel hochgekrempelt und stach sich gerade eine Nadel in die Venen. Total irritiert stand Nadine: »Was machst du denn da?«

Sabrina hatte einen fiebrig, panischen Gesichtsausdruck. »Ick setz mir 'nen Schuss. Wat gloobste, wat dit sonst is?«

Nadine verstand nicht, was sie damit meinte, spürte aber, dass hier etwas vollkommen falsch lief. Der Teelöffel, auf dem irgendwas erhitz worden war und der Zitronensaft auf dem Boden – all das war Nadine suspekt und so ließ sie Sabrina erst mal allein, um Richy zu holen. Die wurde kreidebleich, als sie hörte, was passiert war. Sie rannte den Gang entlang zum Klo, stieß die Tür auf und brüllte Sabrina an. »Du verdammtes Miststück! Du hast mir versprochen aufzuhören. Du wolltest clean werden. Warum tust du mir das an?« Richy saß vor Sabrina und schüttelte sie, doch sie reagierte nicht. Die Nadel hing noch in ihrem Arm, der Gürtel am Oberarm ließ für Nadine die Situation unheimlich erscheinen. Richy holte kaltes Wasser, um Sabrina irgendwie wieder wach zu bekommen, doch nichts half. Waren es Sekunden oder Minuten – Nadine wusste nicht, wie viel Zeit vergangen war, bis der Krankenwagen kam und

Sabrina mitnahm. Sie hörte die Sanitäter noch sagen: »Kreislaufkollaps, die hat ’ne Überdosis in sich.« Und immer noch verstand Nadine nicht, um was es ging. Sie hatte nur Angst um Sabrina und machte sich Sorgen um Richy. Die saß nämlich total geistesabwesend im Bad auf dem Boden und weinte bitterlich.

Später erklärte ihr Richy, was mit Sabrina und ihr los war. Richy war nachts zu ihr und Manu ins Zimmer gekommen, hatte sich auf Nadines Bett gesetzt und zu erzählen begonnen. Sabrina und sie waren heroinabhängig – schon seit einem Jahr. Beide haben schon mehrmals versucht, von dem Zeug wegzukommen, aber irgendwie hat es nicht wirklich geklappt, obwohl sie beide wirklich viel darum gegeben hätten, aus dieser Tretmühle zu entkommen. Sabrina verlor ihre Ausbildung und müsse nun das Heim verlassen. Richy meinte, dass das sicher der Grund dafür war, dass sie wieder fixte. »Sabrina wird nicht mehr wieder kommen«, erklärte Richy schließlich. »Sie wird nach dem Entzug wohl ihre eigenen Butze bekommen, und ick ziehe dann zu ihr.«

»Meinste, dass Sabrina wieder gesund wird?«, fragte Nadine naiv.

»Ja klar«, sagte Richy, »wenn man sich ’nen Schuss setzt, kann it schon mal passieren, dat de abkippst, kommst aber ganz schnell wieder uff de Beine. Die hat nicht so viel von dem Zeug, dat se druffjehn könnte.«

Für Nadine brach eine Welt zusammen: Richy und Sabrina würden die Gruppe verlassen, ihr großer Freund wäre dann weg und sie hätte keinen Beschützer mehr. Als Richy das Zimmer verließ und Manu schlief, weinte sich Nadine in den

Schlaf. Sie hasste diese Welt und langsam merkte sie, dass Freiheit nicht immer auch glücklich sein bedeutete. Dass da draußen 'ne ganze Menge ist, vor dem man Angst haben muss. Richy und Sabrina zogen aus.

3 Monate später ...

Sommerferien – dieses Wort, so beschloss Nadine, gehörte ab sofort zu ihren Lieblingswörtern. Sie hatte versprochen, in den Ferien zu lernen, sie würde es bestimmt auch tun. Sie plante ihre Wochenenden und telefonierte mit Bernhard – wieder Disco, wieder Talentwettbewerb. Richy und Sabrina hatten nun ihre eigene Bude und beide waren froh, endlich auf eigenen Beinen zu stehen. Manu, ihre Zimmergenossin, hatte endlich einen Ausbildungsplatz als Friseuse, und Nadine hatte das Zimmer so gut wie immer allein für sich. Das Wetter war genial, nur Nadines Zeugnis würde schlecht ausfallen, wenn sie sich nicht anstrengen würde. Das würde dann heißen: Schönes Wetter adieu. Hallo pauken und büffeln. Kerstin hatte ein Auge darauf, dass Nadine jeden Vormittag in der Küche saß und lernte, und so oft es ging, tat Nadine so, als würde sie den ganzen Vormittag schlafen. Kerstin war nicht doof und so endete es meist damit, dass Nadine ihr Bett neu beziehen durfte – Kerstin war der Meinung, Wasser, und zwar eisig kaltes, wäre Nadines Muntermacher.

Stinksauer und genervt saß Nadine deshalb an einem sonnigen Samstagmorgen in der Küche und starrte ihre Schulbücher an. Dann sagte sie zu Kerstin: »Derjenige, der Mathe erfunden hat, gehört geprügelt und wer Physik und Chemie für tolle

Schulfächer hält, dem sollte man ’ne Knarre an den Kopp halten.«

Kerstin lachte laut und sagte: »Glaub mir, Kleine, da mussten wir alle durch.«

Es war schon Nachmittag, als Nadine das Schulheft zuklappte. Kerstin war schon in ihrem wohlverdienten Wochenende. Heute hatte irgendeine Studentin Nachtschicht und Nadine machte sich grad fertig für ihren Ausgang, als im Radio von einem erneuten Drogentoten in Berlin gesprochen wurde. Man hatte ihn wohl auf der Bahnhofstoilette gefunden – Überdosis. Er war erst 16 Jahre alt. Wieder dachte Nadine an Sabrina und wieder bekam sie Gänsehaut, als sie an das Geschehene dachte.

Doch sie schob den Gedanke schnell beiseite und machte sich auf ins Getümmel. Heute fand der Talentwettbewerb in Mariendorf im *Schaukelpferd*, einer neuen Disco, statt und deshalb war Nadine auch sehr nervös. Die lange Fahrt verbrachte sie damit, den Text, den sie in ihr Büchlein gekritzelt hatte, noch mal zu üben. Sie wollte heute ›Conny Kramer‹ singen, das passte irgendwie zu ihrer Stimmung.

Im *Schaukelpferd* angekommen, sah Nadine, dass Lucas auch wieder mitmachte und irgendwie fand sie das nicht so toll, denn sie wusste, sie hatte keine Chance, wenn dieser Mädchenschwarm auf der Bühne stand. Dieser smarte Typ mit seinen hellblauen Augen und den dunklen, schulterlangen Haaren sah wieder super aus. Er war der Traum jedes Frauenherzens. Seine Ähnlichkeit mit dem Sänger von ›Ein Bett im Kornfeld‹ war verblüffend. ›Na ja‹, dachte sie, ›was soll’s, ich lass mir den Spaß nicht verderben.‹

Bernhard kümmerte sich väterlich um Nadine und nach den Proben, spendierte er eine Flasche Sekt. Nadine hatte noch nie Sekt getrunken und daher genoss sie jeden Schluck und kam sich unheimlich wichtig dabei vor.

Plötzlich setzte sich Lucas zur ihr und lächelte sie freundlich an. Sie war ziemlich verdattert, als er fragte, was sie heute singen würde. Nadine erzählte es ihm und Lucas begann zu lachen. »Mein Gott, der stirbt bei jedem Talentwettbewerb«, sagte er lachend und Nadine wurde wütend. »Ick gloobe«, entgegnete sie, »dat noch ganz viele an Drogen sterben werden, nur will davon keiner wat wissen.«

Jetzt war es Lucas, der sie verdutzt anschaute, sein Lachen verhallte. »Wie kommste denn darauf?«, fragte er.

»Ick habe ’ne Freundin, die vor Kurzem beinah druffjejangen wäre an dem Zeug.«

Lucas schaute sie nachdenklich an. »Wo kommst du her, Nadine?

»Ick lebe in’nem Heim«, sagte Nadine und stand auf. Lucas versuchte sie festzuhalten, aber Nadine riss sich los und rannte zum Ausgang. Sie musste dringend an die frische Luft, hatte das Gefühl, in Lucas Nähe zu ersticken.

Wütend auf sich selbst stand Nadine auf der Straße und steckte sich eine Zigarette an. Was dachte sich der Kerl nur dabei, als er sie auslachte. ›Mann, der ist 100 Jahre älter als ich‹, dachte sie. ›Okay, er sieht megatoll aus, aber dat gibt ihm nicht das Recht, über mich zu lachen.‹

Nadine setzte sich auf die Treppe und schimpfte innerlich über sich selbst, als plötzlich Lucas neben ihr auftauchte. Er setzte sich neben sie und fragte leise: »Hab ich was Falsches gesagt?« Nadine schüttelte den Kopf. »Was ist dann los? Warum rennst du raus und redest nicht mit mir?«

Nadine sah ihn an und sagte leise: »Ick rede nicht jerne über mich und och nicht über meine Freundin. Ick mag es nicht, wenn man mich auslacht. Ick singe ›Conny Kramer‹ für sie, und och wenn dit schon viele gesungen haben, so ist dat, wenn ick et singe, wat anderes. Für mich hat dat Lied ’ne echte Bedeutung, kapierste?«

Lucas lächelte sanft und strich Nadines Wuttränen aus dem Gesicht und sagte: »Okay, okay, ich habe verstanden, ich frag dich nicht mehr und lache auch nicht mehr, versprochen.«

Nadine zuckte unter seinen Berührungen zurück, so viel Zärtlichkeit kannte sie nicht und es verunsicherte sie nur noch mehr. Schweigend saßen sie da, als plötzlich die Tür aufging und Bernhard rief: »Ah, da bist du ja, Kleine. Du, es geht gleich los, ihr müsst reinkommen.«

Nadine sah Lucas an und in ihrem Gesicht stand nun der Schalk. »Komm, jeen wir«, sagte sie. »Eins kannste glooben: Heute gewinne icke.«

Lucas lachte, zog sie an den Händen hoch und stupste sie sanft in die Rippen. »Na, das werden wir ja sehen«, lachte er und sie betraten zu dritt die Disco. Nadine genoss noch mal ein Gläschen Sekt, Lucas stand am anderen Tisch und unterhielt sich wie immer mit hübschen Mädchen. Eifersucht keimte in Nadine auf, aber bevor sie dem nachspüren konnte, trat Bernhard zu ihr: »So Kleene, du bist dran.«

Das Tape wurde eingelegt und die Musik erklang. Nadine begann zu singen und schloss dabei die Augen. Sie sah Sabrina und den Krankenwagen im Geiste vor sich und entschwand in die Welt des Conny Kramer. Noch nie hatte sie beim Singen so intensiv empfunden, noch nie hatte sie sich so gehen lassen, so viel Gefühl und so viel Herz, dass sie beim letzten Accord sogar weinen musste.

Es war totenstill in der Disco, sekundenlang schaute Nadine nur ins Leere. Ganz langsam kam sie wieder zu sich und sah Lucas verblüfft am Rand der Tanzfläche stehen. Die Menge jubelte und klatschte, und Nadine spürte das erste Mal, wie es ist, Erfolg zu haben. Alle waren begeistert. Bernhard kam zu ihr und nahm ihr das Micro ab und flüsterte: »Wow, das war super!«

Nadine ging durch die Menge und spürte die Blicke, die ihr bewundernd folgten. Das war ein gigantisches Gefühl! Lucas kam auf sie zu und lächelte sie an. »Wow«, sagte er, »das war ’ne Leistung!«, und er gab ihr ganz unverhohlen einen Kuss auf die Wange.

Nadine wurde rot und sagte keck: »Ick habs dir ja jesacht – heute gewinne icke.«

Es war ein ganz besonderer Abend, und als Nadine auf die Uhr schaute, war es schon kurz vor 23 Uhr. Sie erschrak, als ihr klar wurde, dass Sie heute das erste Mal zu spät kommen würde. Aber irgendwie war ihr nicht danach, nach Hause zu gehen, zudem hatte der zweite Durchgang noch gar nicht angefangen. Nein, heute wollte sie gewinnen und es war ihr egal, was das für Konsequenzen für sie haben würde. Anstatt darüber nachzudenken, nahm Nadine einen Schluck Sekt und grinste das erste Mal seit Langem gelöst und vergnügt. Lucas gesellte sich zu ihr, nachdem er gesungen hatte, und auch er trank Alkohol. Sie nippte an seinem Glas, es war lecker. »Apfelsaft und Whisky«, sagte Lucas, als er Nadines fragenden Blick sah. »Soll ich dir auch einen bestellen?«

»Ick habe keine Kohle für so wat, ick wees noch nicht mal, wo ick heute Nacht pennen soll. Ick habe keine Lust, ins Heim zu fahren.«

Lucas schaute sie ernst an. »Bist du abgehauen?«

»Nee«, sagte Nadine, »ick hab nur zu spät uffe Uhr geguckt und nicht bemerkt, dat det schon so spät is. Und wenn ick eh schon zu spät komme, isset ja och egal, wann.«

»Ich fahr dich nach Hause, wenn hier Schluss ist. Okay?« Nadine nickte und freute sich darüber, dass es Lucas scheinbar wichtig war, dass sie nicht so viel Ärger bekam.

Nadine sang ihren zweiten Part, ›Fremder Mann‹, und auch dieses Mal mit ganz viel Gefühl. Beim Singen sah sie Lucas an und träumte davon, wie er sie küsste. Sie lächelte ihn an und versank in ihre Welt. Ja, sie war verliebt und sie wusste es noch nicht einmal.

Wieder bekam Nadine mega Applaus und wieder waren alle begeistert und Nadine begriff, nur wenn man einen Songtext wirklich lebte, konnte man ihn auch wirklich interpretieren.

Dieser Abend war für Nadine einer der schönsten. zum ersten Mal hielt sie die kleine goldene Single in die Luft und zum ersten Mal gewann sie 50 DM. Zum ersten Mal musste sie noch einmal auf die Bühne, um ihre beiden Songs zu singen, und zum ersten Mal sahen sie die Menschen bewusst und voller Bewunderung an. Nadine wuchs und dieses Gefühl wollte sie nie mehr missen.

Es wurde schon langsam hell, als das Auto von Lucas vor dem großen Tor hielt. Sie würde mächtigen Ärger bekommen, das wusste sie, aber das war ihr in diesem Moment völlig egal. Sie hielt die Platte in der Hand und ihre Urkunde und neben ihr saß Lucas, leicht beschwipst schaute sie ihn an und sagte: »Hab ick dir jesacht wa? Ick gewinne heute!«, und sie lachte dabei so herzlich, dass Lucas gar nicht anders konnte, als mitzulachen. Er sah ihr in die Augen und sagte leise: »Das hast du dir auch redlich verdient.«

Langsam kamen seine Lippen näher und dann küsste er sie ganz zart auf den Mund. Nadine schwirrte der Kopf, sie begriff nicht, was da gerade geschah. Doch sie ließ es zu – das erste Mal nach der grausamen Nacht –, dass ein fremder Mann sie berührte. Sie ließ es zu und genoss es sogar. Er küsste sie – es war nicht ihr erster Kuss, aber es war der schönste bisher.

Leicht benebelt lösten sich ihre Lippen von den seinen und dann öffnete sie die Wagentür und sagte: »Wir sehen uns.«

Lucas steckte ihr einen Zettel zu und lächelte sie an. Dann startete er den Motor und verschwand im Sonnenaufgang.

Nadine klingelte am großen Tor und ihr schlechtes Gewissen meldete sich heute zum ersten Mal, sie wusste, dass sie einen riesigen Fehler gemacht hatte – nur die Konsequenzen, die erahnte sie noch nicht.

*DER ABSCHIED*

Kerstin stand in ihrem Zimmer und hielt ihr eine Standpauke, faselte von Regeln, die es einzuhalten gilt, von Alkohol und Jugendschutz und von ihrer maßlosen Enttäuschung. Nadine hörte gar nicht mehr zu, denn im Grunde genommen wusste sie, dass Kerstin recht hatte. Doch die Erinnerung an den Abend war viel zu schön und sie ließ sich das von einer Erzieherin nicht kaputt machen. Trotzig sah sie Kerstin an und sagte: »Ick hatte Spaß, dat erste mal so richtig Spaß. Und ick will Sängerin werden, da isset doch egal, ob ick nen Schulabschluss habe oder nicht. Außerdem sind Ferien und ick ... ick muss immer büffeln und ackern, alle anderen dürfen raus, nur icke ... ick sitze hier.«

Kerstin sah sie verständnislos an, drehte sich um und knallte die Tür zu. Nadine saß allein auf ihrem Bett und schloss die Augen. Sie sah die Menge vor sich, die jubelte und in der Menge stand Lucas – Lucas, oh Mann ...

3 Wochen später ...

Nadine hatte Ausgangssperre, Telefonverbot und war entsprechend schlecht gelaunt. Manu saß im Zimmer und machte sich fertig fürs Wochenende. Nadine fasste einen Plan: Sie packte ein paar Klamotten zusammen und nahm ihr Geld. Manu schaute recht verdattert. »Was hast du vor?«, fragte Sie.

»Ick hab die Nase voll, ick komm ma vor wie im Knast, ick muss hier raus«, sagte Nadine. »Mensch ey, ick habe mich nicht bei Lucas gemeldet, der wird sauer sein und denken, ick will nix von ihm. Ick muss hier raus, sonst ersticke ick. Du musst mir nur die Tür uff halten, wenn der Pförtner uff'm Knopf drückt und du raus gehst. Halt nur das Tor für ein paar Sekunden auf, ick renne raus und los! Okay?«

Manu war nicht sicher, aber sie wollte Nadine helfen, so sagte sie zu. Beide schlichen also die Treppe hinunter. Manu betrat den überdachten Vorhof und ging zum Pförtner. Der sah den Ausgangsschein und öffnete das Tor. Manu ging zur Tür und gab Nadine einen Wink, die rannte los, an dem Pförtner vorbei und raus. Bis der merkte, was geschah, war Nadine schon fast an der Kreuzung und somit in Freiheit.

Manu grinste, als sie Nadine hechelnd an der Ampel traf und sagte: »Was hast du jetzt vor? Du bist jetzt offiziell auf Trebe und nach 24 Stunden sucht dich dann auch noch die Polizei.«

Nadine war das egal, sie hatte die Adresse von Richy und Sabrina, die würden ihr schon irgendwie helfen. Das sagte sie Manu aber nicht, so konnte sie sie nicht verpetzen.

Nadine saß in der U-Bahn und war tief in ihre Gedanken versunken. Irgendwie ein komisches Gefühl, so allein und ohne wirkliches Ziel. Sie wusste, dass sie Mist gebaut hatte, aber sie war auch sicher, dass sie alt genug war, um alleine zurecht zu kommen. Zunächst brauchte sie aber 'ne Bleibe für ein paar Tage, dann würde sie weiter sehen. Sie stieg an der nächsten Haltestelle aus und suchte sich erst mal eine Telefonzelle. Sie kramte aus ihrer Geldbörse die Nummer von Richy und rief sie an. Es dauerte eine Ewigkeit, bis jemand abnahm, aber zum Glück war es Richy selbst.

»Hey«, sagte Nadine, »ick bin unterwegs und wollte euch besuchen. Habt ihr Zeit?«

Richy freute sich und nannte Nadine die Adresse. Das war genial, es war nicht weit entfernt. Nadine kaufte im Supermarkt noch ein bisschen was zu knabbern und stand dann wenig später Richys Tür. Ihre Freundin – oder ihr Freund, ein bisschen verwirrt war sie da immer – war sichtlich erfreut, sie zu sehen und Nadine fühlte sich wie immer wohl in seiner Nähe. Irgendwie musste Nadine jetzt nur noch beichten, dass sie auf Trebe war. Sie wusste, dass Richy sauer sein würde, denn er war in solchen Dingen immer sehr korrekt. Nadine konnte sich nicht erinnern, dass er jemals in der Heimzeit zu spät kam oder gar nicht auftauchte. ›Na, das wird 'ne Standpauke geben‹, dachte Nadine, als sie in den spärlich eingerichteten Raum eintrat.

Sabrina lümmelte auf der Couch und sah super gesund aus. Nadine knutschte sie ab und freute ich, dass Sabrina ihren Drogenabsturz scheinbar gut überstanden hatte. »Hey Kleine«, lachte Sabrina, »wat machst du denn hier, biste jeflüchtet?«

Nadine erschrak und wurde rot. Richy entging das nicht und fragte verblüfft: »Wat'n, du bist uff Trebe?«

Nadine schämte sich und flüsterte: »Ja, bin ick.«

»Wat iss passiert, Kleine?«, fragte Richy besorgt? Nadine erzählte ihr die ganze Geschichte; vom Kuss und von Lucas, von ihrem Zu-spät-Kommen, dem Ausraster von Kerstin und den acht Wochen Ausgangssperre.

»Wat«, brüllte Richy, »acht Wochen wegen zu spät kommen? Die Alte hat 'nen Knall!«, rief Richy erbost. »Dit iss nich jerecht, die is unfair, da musse sich nich wundern, wenn de abjehaun bist. Und wat machste nun, weeste schon, wo de pennst?«

Nadine verneinte und Richy und Sabrina sagten wie aus einem Mund: »Jut, dann bleibste erst mal hier. Du pennst uffe Couch, mir fällt schon wat ein.« Richy streichelte ihr übern Kopf.

Nadine war megahappy, zumindest hatte sie nun erst einmal ein Dach überm Kopf.

1 Woche später ...

Nadine hatte sich dem Rhythmus von Sabrina und Richy angepasst und es machte ihr Spaß, bis in die Puppen unterwegs zu sein und bis mittags zu schlafen. Doch in dem ganzen Wirrwarr hatte Nadine Lucas total vergessen. Dann fiel ihr seine Telefonnummer in die Hände und sie beschloss, ihn anzurufen. Sie ließ es lange klingeln, aber keiner hob ab.

Es war Samstag und heute fand wieder ein Talentwettbewerb statt. Nadine machte sich im Bad zurecht. Sabrina sah ihr dabei zu. »Ey Kleine«, sagte sie, »ick habe ’n janz tollet Kleid für dich, kieck mal.« Sabrina hielt ein rotweißes Stufenkleid in die Luft und dazu ein paar schicke Sandaletten mit Korkabsatz. ›Wow‹, dachte Nadine, ›das schaut toll aus.‹

»Willste det heute mal anziehen? Ick leih es dir.«

Nadine stand vorm Spiegel; sie sah toll aus in dem Kleid und sie freute sich auf den heutigen Abend. Lucas hatte sie nicht erreicht, aber vielleicht würde sie ihn ja heute sehen und dann könnte sie ihm alles erklären.

Nadine betrat selbstsicher das *Big Eden* und steuerte auf Bernhard zu. Die Proben hatten schon begonnen, doch von Lucas war weit und breit nichts zu sehen. Bernhard fragte, wo

Nadine so lange gewesen sei. Nadine erklärte nur knapp: »Ich hatte Hausarrest.« Sie suchte sich zwei Lieder aus und wollte abermals etwas von ihrer Lieblingssängerin singen.

Der Abend war für Nadine etwas Neues, sie musste sich diesmal keine Gedanken um die Uhrzeit machen, von Sabrina hatte sie einen Schlüssel bekommen und hatte somit alle Freiheiten.

Der erste Durchgang war vollendet und nun gab es eine Pause. Nadine saß bei Bernhard am Tisch, trank Sekt und genoss den Abend, als sie plötzlich in der Menge des Publikums Lucas entdeckte. Ihr Herz machte einen Luftsprung. Sie stand auf und ging auf ihn zu, doch da sah sie ihn eine Blondine küssen. Sie blieb abrupt stehen, sah die Frau vor sich – schickes Kostüm, tolle Figur und elegantes Auftreten und sicherlich um einiges älter als Nadine. Auch Lucas war heraus geputzt, er trug diesmal keine legere Hose, sondern einen Anzug mit Krawatte und er sah wesentlich älter aus als sonst. Die Blondine legte den Arm um ihn und auch seine Hand lag wie selbstverständlich auf ihrem Bein. Nadine drehte es den Magen um, sie stand einfach nur da und blickte stur in seine Richtung. Da entdeckte auch Lucas sie. Er schaute sie an, bewegte sich aber nicht, und dann blickte er Nadine auch noch mitten ins Gesicht, während er diese Blondine küsste. Das hatte gesessen, Nadine war es, als zöge man ihr den Boden unter den Füssen weg.

Sie drehte sich um, blind vor Tränen suchte sie den Ausgang und rannte hinaus. Draußen regnete es und Nadine rannte den Ku'damm entlang, als wäre der Teufel hinter ihr her. Sie rannte und rannte, bis ihr die Luft weg blieb und versteckte sich in einer Hofeinfahrt. Sie sank zu Boden und ließ dieses Bild noch einmal Revue passieren. Was war passiert? Lucas und diese schöne Blondine, sicher, da konnte sie als kleines graues Mäuschen nicht mithalten. Aber warum? Warum hatte er diese drei Wochen nicht warten können? Warum hatte er nicht versucht sie zu erreichen? ›Ich bin ja selber schuld«, dachte Nadine, »ich hab's verkackt, ich habe mich nicht gemeldet und er hat gedacht, ich will nichts von ihm wissen. Mann ey, ich habe ihm aber doch im Auto gesagt, dass ich Ausgangssperre und Telefonverbot bekommen würde. Hätte er nicht warten können?‹ Doch ein Mann wie Lucas wartet nicht, ihm liegt die Frauenwelt zu Füssen. Warum also sollte er sich mit einem minderjährigen Teenie abgeben, zumal sie ja auch noch ein Heimkind war, ein Mensch zweiter Wahl.

So dachte Nadine und diese grausame Wahrheit ließ sie verzweifelt weinen. Plötzlich wurde sie von einem grellen Licht geblendet, nur einige Augenblicke später angesprochen. Jemand fragte, ob etwas passiert sei. Nadine erschrak, als sie die Polizisten wahrnahm. »Nein«, sagte Nadine, »alles okay.«

Der Polizist kam auf sie zu und fragte nach einem Ausweis. Nadine erklärte, dass dieser in ihrer Handtasche wäre und die läge in der Disco. Der Polizist sah sie ungläubig an und half ihr auf die Beine. »Na dann, Fräulein, holen wir doch die Tasche aus der Disco.«

Plötzlich begriff Nadine, in was für eine Situation sie geraten war und sie wusste, dass ihre Reise nun ganz schnell vorbei sein würde, wenn ihr nicht gleich etwas einfallen würde.

Der Polizist zog sie auf die Straße und wollte sie in Richtung Disco bugsieren, als Nadine die Füße in die Hand nahm und ein zweites Mal losrannte wie der Teufel. »Halt! Stehen bleiben!«, schrie der Polizist, aber Nadine rannte weiter. ›Wenn du mich willst, dann fang mich doch‹, dachte sie. Sie rannte, was das Zeug hielt, und hatte den lästigen Bullen bald abgehängt. ›Glück gehabt‹, dachte sie. Um zu verschnaufen, versteckte sie sich in einer Tiefgarage. Über eine Stunde hielt sie sich dort auf, bis sie sich sicher genug fühlte.

Mittlerweile war es schon weit nach Mitternacht und Nadine machte sich auf den Weg in Richtung Disco. Sie betrat den Laden und ging auf Bernhard zu, als sich plötzlich jemand von hinten näherte und sie festhielt. Der Polizist! »Wir haben deine Tasche gefunden, aber ein Ausweis war nicht drin. Also kommst du jetzt mal mit mir, damit wir deine Personalien überprüfen können.«

Nadine wusste sofort, dass das Spiel nun zu Ende war und ließ sich freiwillig abführen. Lucas beobachtete alles aus der Ferne, und auch Bernhard wurde nun bewusst, dass mit Nadine irgendwas nicht stimmte. Im Mannschaftswagen der Polizei gestand Nadine den Beamten nun, dass sie abgehauen war und dass sie seit neun Tagen auf der Straße lebt. Nadine wollte Richy und Sabrina nicht verpfeifen und somit war diese Lüge ein Muss. Der Polizist sagte: »Okay, dann fahren wir dich jetzt in die Ollenhauer zurück und dann hat der Spuk ein Ende für uns.«

Die ganze Fahrt über schwieg Nadine. Als der Polizeiwagen vor dem großen eisernen Tor hielt, stieg sie niedergeschlagen aus und wartete auf das, was nun kommen musste. Kerstin holte sie am Tor ab und ihr Blick verhieß nichts Gutes.

Zwei Tage Quarantäne, danach dann der gynäkologische Stuhl und dann die ›Freilassung‹ in die Gruppe – all das erlebte

Nadine wie im Trance. Sie war traurig, einsam und das erste Mal hatte sie richtigen Liebeskummer. Sie würde niemandem davon erzählen, denn eins wusste sie nach diesen zwei Tagen in der Quarantäne: Die nächste Möglichkeit, die sich ihr bot, würde sie ergreifen und diesem Knast für immer den Rücken kehren.

Die Chance bekam Nadine schneller, als sie gedacht hatte, doch der Umstand war nicht der schönste. Nachdem Richy und Sabrina das Heim verlassen hatten, spielte sich Manu als Königin der Gruppe auf, alle anderen Mädchen hatten zu parieren, wenn sie das nicht taten, schikanierten Manu und ihre Gang sie bis aufs Blut. Nadine hatte es gar nicht so bewusst wahrgenommen, aber nach ihrem Ausflug in die kurze Freiheit spürte sie, dass Manu sich sehr verändert hatte. Sie kiffte in ihrem gemeinsamen Zimmer und auch die Musik, die sie hörte, war nun andere als noch vor ein paar Wochen. Manu trug ausschließlich schwarze Kleidung und ihr Make-up allein sah schon zum Fürchten aus. Schwarzer Lippenstift, schwarze dick ummalte Augen, dazu ein fast komplett weiß geschminktes Gesicht.

Nadine saß auf dem Bett und schaute ihr beim Schminken zu. »Ey Manu, du schaust aus wie ein Zombie mit diesem Make-up, damit angelst du dir vielleicht 'nen Vampir, aber keinen Mann.«

Manu lachte und sagte, sie hätte Stevie, einen Typen aus einer großen Rockergang, und der mochte sie so wie sie jetzt aussah und alles andere würde Nadine nichts angehen. ›Aha‹, dachte Nadine, ›also 'ne Rockergruppe. Na toll! Deshalb die plötzliche Veränderung.‹

Nadine hatte immer noch Ausgangssperre, und so setzte sie sich in den Aufenthaltsraum und hörte Schallplatten. Die Mädchen waren alle fort und würden vor 23 Uhr nicht nach Hause kommen. Gegen 22 Uhr wollte Nadine dann zu Bett gehen. Sie stellte den Plattenspieler aus und brach dabei aus Versehen die Nadel des Saphirs ab. ›Mist‹, dachte sie. Sie würde jemanden bitten müssen, von ihrem Taschengeld einen Neuen zu kaufen. Sie ging in ihr Zimmer und schlief sofort ein.

Plötzlich wurde sie aus dem Schlaf gerissen, etwas Nasses traf sie mitten ins Gesicht. Manu stand vor ihr, so wie es aussah rotzbesoffen. »Ey du Schlampe, steh auf!«, schrie sie im lallenden Ton. »Du hast den Plattenspieler ruiniert. Ich wollte noch Musik hören. Steh auf oder ich hol dich aus dem Bett.« Erst jetzt bemerkte Nadine, dass noch drei andere Mädchen aus der Gruppe dabei waren und höhnisch lachten. Nadine bekam es mit der Angst zu tun, denn um diese Zeit war nur ein Erzieher im Haus und der schlief zwei Stockwerke weiter oben.

Manu packte sie plötzlich brutal an den Haaren und zog sie aus dem Bett. Nadine konnte sich nicht wehren, denn die anderen Mädchen hielten sie fest. Nadine kam noch nicht einmal dazu, etwas zu sagen, denn schon bekam sie einen festen Tritt an den Kopf – eines der Mädchen tobte sich an ihr aus. Schreiend und lachend schleppten die Mädchen Nadine nun ins Bad, eine drehte den Hahn der Dusche auf und dann schob man Nadine ins eiskalte Wasser. Manu sagte zynisch: »Das ist dafür, dass ich wegen dir und deinem doofen Plan auch eine Woche Ausgangssperre hatte.« Ein Faustschlag ins Gesicht folgte. »Und das ist dafür, dass ich Stevie deswegen nicht sehen konnte.«

Dann zog man sie brutal aus der Dusche und schob sie in eine der Klokabinen, dort zerrten sie ihr Nachthemd nach oben. Zwei Mädchen rissen ihre Beine auseinander und schnitten mit einer Schere den Slip entzwei. Dann stellte sich Manu drohend mit einer Kerze in der Hand zwischen ihre Beine und sagte: »So, und jetzt zeige ich dir, was ich verpasst habe wegen deinem Blödsinn.«

Nadine war wie erstarrt, spürte den Schmerz zwischen ihren Beinen. Sie sank in sich zusammen und alles wurde dunkel um sie herum. Hier wollte sie bleiben, in Sicherheit sein, einfach nur Ruhe haben. Nadine kannte dieses Gefühl schon und fühlte sich in ihm sehr geborgen, so sehr, dass sie am liebsten daran festgeklammert hätte.

Wieder einmal, und das nach so langer Zeit, erwachte sie in einem Krankenhaus. Sie hörte diesmal keinen Piepton, nur die leeren unverständlichen Gespräche, und langsam kam sie wieder zu Bewusstsein. Kerstin saß neben ihr und schaute Nadine besorgt an. »Mann, Mädchen«, sagte sie leise. »Was war denn los?«

Nadine schwieg, sie spürte die Schmerzen am Kopf und fühlte ein großes Pflaster auf ihrer Stirn. Auch ihr Bauch tat ihr weh, aber dennoch schwieg sie.

Die Ärztin kam und lächelte Nadine an. »Mein Gott, man hat dich aber ganz schön zugerichtet«, und an Kerstin gewandt fügte sie hinzu: »Wie kann so etwas in einem Heim passieren? Dort sollte doch ein Mädchen vor den Übergriffen anderer geschützt sein. Das hier«, die Ärztin zeigte auf Nadine, »darf nicht passieren.«

Kerstin war das erste Mal, seit Nadine sie kannte, verlegen und stammelte: »Ja, Frau Doktor sie haben ja recht, aber mit 40 Mädchen in diesem Alter und dann in der Nacht ... Wir sind völlig unterbesetzt. Aber glauben sie mir, das wird für diese Mädchen Konsequenzen haben.«

Die Ärztin zuckte mit den Schultern und wandte sich an Nadine. »Da das ein brutaler Übergriff war und eine Wiederholungstat zu befürchten ist, musst du nicht zurück. Eine Dame vom Jugendamt ist informiert und hat für dich einen Notplatz in einem anderen Heim in Lichterfelde ausfindig gemacht. Die Leute dort wissen Bescheid.«

Kerstin sah die Ärztin verdattert an. »Wie bitte? Sie haben das über meinen Kopf hinweg entschieden?«

»Ja«, sagte die Ärztin, »denn sie scheinen wohl nicht in der Lage zu sein, Kinder zu beschützen.«

»Ich möchte aber in kein anderes Heim«, begehrte Nadine auf, »ich will mein Schuljahr dort zu Ende machen. Außerdem mag ich es nicht, wenn man für mich entscheidet, ohne mich zu fragen, und Sie wissen doch auch gar nicht, was passiert ist und wieso. Sie können dem Jugendamt sagen, dass ich in der Ollenhauer bleibe.« Zu Kerstin gewandt sagte Nadine: »Ich will aber in ein anderes Zimmer, mit Manu lebe ich keine Sekunde mehr in einem Raum.«

»Na klar«, stimmte Kerstin sofort zu. »Kein Problem, wir verlegen dich in die Einser-Gruppe ein Stockwerk tiefer, da hast du Ruhe vor den Mädchen.«

Die Ärztin schüttelte den Kopf und verließ den Raum. »Nadine«, sagte Kerstin nun, »die Polizei steht vor der Tür. Sie wollen wissen, was passiert ist. Schildere ihnen den genauen Ablauf, damit Manu und die anderen ihre Strafe bekommen.

Der Polizist war sehr freundlich und notierte sich alles. Zum Schluss fragte er Nadine noch, ob sie eine Anzeige machen wolle. »Nein«, antwortete sie, »ich kläre das selber. Wir sind doch alle schon im Knast, da brauchen wir nicht auch noch Ärger mit der Polizei.« Plötzlich kam Nadine eine ganz andere Frage in den Sinn. »Wissen sie eigentlich schon, wer mir das damals angetan hat?«

Der Polizist schaute sie fragend an und Nadine schilderte ihm kurz, was im November des vergangenen Jahres passiert war. »Nein«, sagte der Polizist dann, »der Fall sagt mir nichts, aber wenn du möchtest, dann kümmere ich mich darum.«

Manu saß auf ihrem Bett, als Nadine ihr Zimmer betrat. Sie schaute Nadine an und stand auf, kam schließlich auf sie zu und wollte sie umarmen, aber Nadine zuckte zurück. »Es tut mir leid, Kleine«, sagte Manu traurig, »ich wollte das nicht. Ich war besoffen und hatte Streit mit Stevie. Bitte verzeih mir, Nadine.«

Ohne Kommentar packte Nadine ihre Habseligkeiten zusammen und würdigte Manu keines Blickes. Manu probierte es noch mal, ohne Erfolg, kramte dann in ihrem Schrank und holte ein Fotoalbum heraus, das sie Nadine reichte. »Da sind Bilder aus unseren lustigen Zeiten drin. Ich schenke es dir als Erinnerung.«

Nadine nahm es und begann zu weinen. »Du hast mir weh getan, ohne Grund, und hast mich gedemütigt. Glaubst du wirklich, dass ich dir das so einfach verzeihe? Wir waren

Freundinnen, wir haben hier fast ein Jahr zusammen gelebt und jedes Geheimnis geteilt. Mich so zu behandeln, Manu, ist krank und das weißt du. Ich bin froh, hier weg zu kommen, denn seit Richy und Brina nicht mehr da sind, ist es hier wie im Knast und du ... du hast dich so zum Negativen verändert und wirst damit böse auf die Schnauze fallen.« Nadine klappte den Koffer zu, packte die zwei großen Plastiksäcke und verlies ohne zurückzuschauen das Zimmer.

Kerstin brachte sie in ihre neue Gruppe. Nadine hatte dort ein kleines eigenes Zimmer und war froh, erst mal ihre Ruhe zu haben.

## DER ERSTE SCHUSS

Die Tage vergingen und die Sommerferien waren bald vorbei. Nadine hatte endlich wieder Ausgang und wollte natürlich sofort zum Singen gehen. Vorher jedoch traf sie sich mit Richy am Bahnhof Zoo und gab ihr ihren Schlüssel zurück. Nadine erzählte ihm, was in der Zwischenzeit alles passiert war und Richy war natürlich stinkesauer. »Diese falsche Schlange«, brüllte Richy, »dat hat se nich umsonst gemacht. Ick hab jeschworen, dat dir keener weh tun darf, und wenn die kleine Schlampe dich anfasst, jibts eene uffs Maul.«

Richy sah schlecht aus und wirkte traurig. Nadine fragte, was mit ihr los ist und Richy erzählte – die ganze Geschichte mit Sabrina und ihr und den Drogen. »Sie geht uff'n Strich«, sagte Richy, »sie hat keine Arbeit und braucht Kohle für den Stoff. Ick jeb ihr kein Geld, weil och ick meine Arbeit verloren hab. Ick bin zu oft zu spät gekommen und mein Meister hat sich det nich mehr gefallen lassen. Mann, die Alte macht mich echt krank, ick hab schon so oft mit ihr Schluss gemacht, se rausgeschmissen, aber die kriegt die Kurve nich und ick kann se doch nich uffe Straße krepieren lassen.« Nadine hörte zu und merkte, dass Richy echt am Ende war. »Brina ist echt 'ne Liebe«, erzählte Richy weiter, »aber die scheiß Drogen machen sie alle. Wenn die so weiter macht, dann isse bald tot.«

»Wo ist Sabrina jetzt?«, wollte Nadine wissen. Richy zuckte mit den Schultern und sagte traurig: »Bei irgendeinem Freier.«

»Und wo findet sie die?«, fragte Nadine weiter. Richy erklärte ihr, dass der Bahnhof Zoo für Stricher, junge Mädchen und notgeile Freier der Treffpunkt schlechthin sei. »Hier trifft sich alles, und dann geht man in ’ne Spielunke am Nollendorfplatz, mietet da ’n Zimmer und dat wars dann.«

Von alldem hatte Nadine überhaupt keine Ahnung, aber die Neugier war groß und deshalb hakte sie nach. »Was sind das für Männer, diese Freier?«

»Na ja, Männer aus allen Schichten: Verheiratete, ganz normale Arbeiter, sogar richtig Reiche. Die stehlen sich ein paar Stunden aus ihrem Alltag und nehmen hier Mädchen mit, für die sie wenig bezahlen müssen. In ’nem Puff ist es teuer und die Weiber dort sind meist schon zu alt oder zu professionell.«

»Was verdient man da so?«, fragte Nadine und Richy schaute sie verblüfft an. »Ey Kleine, sollte ick dir hier mal erwischen, schlag ick dir den Kopp ab, versprochen!«

Nadine lachte. »Nee, nee«, sagte sie, »ick doch nicht. Ich wollte es nur wissen.«

Richy erklärte ihr alles. »Wenn der Freier dat Zimmer zahlt, bekommt dat Mädchen zwischen 30 und 40 Mark für ’ne schnelle Nummer.«

Nadine sah Sabrina vor sich und es grauste ihr, wenn sie nur daran dachte, wie das Ganze ablaufen würde. »Mann«, sagte sie »kann man Brina nicht irgendwie helfen, aus der Scheiße rauszukommen?«

»Glaub mir, Kleine, ick habe echt allet probiert, aber ick bin mit meinem Latein am Ende.«

Sie saßen auf der Parkbank vor dem Zooeingang und Nadine sah Richys trauriges Gesicht. Es tat ihr weh, sie so zu sehen. Richy brachte Nadine später dann zur U-Bahn. Als der Zug eintraf, stand plötzlich Brina vor ihnen, völlig zugedröhnt. »Ey Kleine, wie gehts dir? Warst ja auf einmal weg«, lallte Brina.

Nadine erschrak als sie die Freundin sah. Sie war abgemagert und im Gesicht voller Pickel. Die Klamotten waren schmutzig und auch sie selbst sah aus wie eine, die seit Monaten auf der Straße lebt. Richy schaute sie böse an und brüllte: »Wo warst du? Ick habe stundenlang gewartet und du ... du bist wieder schön voll – bis an die Kante.«

Der Zug kam und Nadine stieg ein. Sie beobachtete die beiden noch aus dem Fenster und wusste, lange würde das so nicht mehr gehen mit den ihnen. Traurig, dachte Nadine, denn eigentlich konnte sie sich die beiden nicht getrennt vorstellen.

Heute sang Nadine im Europacenter, hier war sie noch nie. Als sie die Disco betrat, waren nur Bernhard und der Besitzer anwesend; sie war ziemlich früh dran. Bernhard kam auf sie zu: »Schön, dass du wieder da bist, aber bevor wir loslegen, würde ich gerne mit dir reden.« Er setzte sich mit Nadine an einen etwas abseits stehenden Tisch und sah sie fragend an. »Sag mal, Mädchen, was ist eigentlich los mit dir? Du wirst von der Polizei abgeholt ... Eigentlich weiß ich so gar nichts von dir. Was ist los?«

Nadine wurde kreidebleich. Was sollte sie ihm sagen? ›Ich kann ihm doch nicht erzählen, dass ich im Heim lebe. Der lebt doch in einer ganz anderen Welt, der versteht so was doch nicht‹, dachte sie. Bernhard sah Nadine an, dass sie ihm etwas verschwieg, aber dass sie nicht reden würde, deshalb fing er selbst an zu reden: »Ich denke, ich weiß genau, worum es geht. Lucas hat was angedeutet. Du bist ein Heimkind, hab ich recht?«

Nadine schaute abrupt auf. »Wie bitte? Lucas hat dir das erzählt? Ihr redet also hinter meinem Rücken über mich, oder wie?«

»Nein, nein, Lucas hat sich große Sorge um dich gemacht. Er ist dem Polizeiwagen nachgefahren, hat ihn aber nicht mehr erwischt, und als er wiederkam, habe ich ihn gefragt. Er hat nur gesagt, dass das alles kompliziert sei. Mensch Mädchen«, sagte Bernhard väterlich, »wir sind doch alle eine Familie und ich habe dich echt gern dabei, aber ich muss wissen, was los ist, damit solche Dinge nicht mehr passieren können.«

Nadine hörte die netten Worte und fasste das erste Mal Vertrauen zu einem wildfremden Mann und so erzählte sie ihm kurz, was an diesem Abend passiert war und warum sie im Heim lebt. Bernhard fragte dann, ob sie Drogen nähme und Nadine schaute ihn böse an. »Nein! Wieso, sehe ich etwa so aus?«

Bernhard lachte. »Nein, um Gottes willen, nein. Ich will's nur wissen, denn dafür habe ich kein Verständnis. Okay«, sagte er dann plötzlich, »wir machen es so: Wenn du wieder einmal Angst vorm Zuspätkommen oder einfach die Nase voll hast, dann sag mir Bescheid. Du kannst dann bei mir schlafen oder aber ich fahre dich nach Hause. Okay?«

Nadine sah ihn verblüfft an und nickte. Bernhard stand auf, zwinkerte ihr zu und sagte: »Du bist gut, und gute Talente will ich nicht wegen so einem Mist verlieren.« Er ging und ließ Nadine allein zurück.

Der Laden füllte sich und diesmal waren mehr ihr unbekannte Talente dabei. Plötzlich stand Lucas vor ihr. Sie erschrak. Er grinste. »Na, hat man dich aus den Knast entlassen?« Sie gab ihm keine Antwort, stand nur auf und ging mit einem Blick, der hätte töten können, an ihm vorbei. Diesmal war es Lucas, der verdutzt dreinschaute. Doch er ließ sie in Ruhe, wusste, dass es besser so war.

Nadine konnte Lucas nicht verzeihen, dass er nicht auf sie gewartet hatte, dass er sich in der kurzen Zeit von nur drei Wochen schon eine andere Frau angelacht hatte. Sie verzieh ihm auch nicht, dass er rumerzählt hatte, dass sie im Heim lebte. Und sie verzieh ihm nicht, dass sie in ihn verknallt war, trotz allem. Als sie ihn sah, hätte sie ihn gern gehasst, aber das Gegenteil war der Fall. Ihr Herz machte Luftsprünge und dafür hasste sie sich selbst und verfluchte diesen süßen Kerl.

Nadine saß Gedanken versunken an einem Tisch in der Disco und schaute nur halbherzig zu, wie die ersten Talente sangen. Sie stand auf und ging an die frische Luft. Dort setzte sie sich auf die Treppenstufen und sah dem bunten Treiben auf dem Ku'damm zu. Plötzlich entdeckte sie Sabrina, die nicht mehr ganz so fertig aussah und sich gerade vor einem Kiosk stehend mit einem Typen unterhielt. Nadine rief sie und Sabrina kam mit dem Kerl zu ihr. »Ey, Kleine, was machst du denn hier?«, fragte sie erstaunt.

»Ick singe heute wieder. Gehts dir besser?«

Sabrina lachte. »Oh menno, ick war vorhin auf Turkey und Richy ist total sauer. Jetzt muss ick kieken, wo ick heute Nacht penne. Dit hier ist Mike, 'n Freier von mir, der mir immer mal wieder hilft.«

Nadine sah sich den Typen an, der mindestens zehn Jahre älter als sie war, aber ansonsten sah er sehr gepflegt und kultiviert aus und machte einen netten Eindruck. Sabrina fragte diesen Mike, ob er nicht Lust hätte, Nadine beim Singen zuzuschauen und er bejahte. Also betraten alle drei die Disco und suchten sich einen Platz, was gar nicht so leicht war, denn inzwischen war es ordentlich voll geworden. Nadine spürte, dass Sabrina ganz anders war, wenn sie sich gerade einen Schuss gesetzt hatte; sie wirkte entspannt und irgendwie euphorisch. Wenn man nicht wusste, dass sie ein Junkie ist, könnte man meinen, sie wäre kerngesund und völlig normal.

Sabrina war gut gelaunt und der Abend ging dahin. Nadine merkte wieder einmal nicht, wie schnell die Zeit verging. Fürs Heim war es wieder einmal viel zu spät. Das sagte sie Sabrina, die dann sofort anbot, dass sie bei ihr und ihrem »Neuen« pennen könne.

Mittlerweile war es früh am Morgen, als die drei vor der großen Villa in Zahlendorf standen. Nadine hatte ziemlich viel getrunken und war komplett neben der Spur. Selten hatte sich Nadine so unbefangen gefühlt, und Sabrinas Begleitung schien echt nett zu sein.

Mike zeigte Nadine dann das Bad und brachte ihr einen seidenen Morgenmantel, Handtücher und diverse Kosmetika. Das Bad war riesig und neben einer großen Badewanne stand mitten im Raum auch noch ein riesiger Whirlpool. »Fühl dich wie zu Hause, geh baden oder duschen ... wie du willst. Wir sind in der Küche und machen Frühstück.«

Nadine ließ sich nicht zweimal bitten. Das tolle Bad lud förmlich dazu ein, sich richtig wohl zu fühlen, und so ließ sie sich erst einmal ein Bad ein und zog sich aus. Langsam ließ sie den teuren Badezusatz in die Wanne laufen und ein angenehmer Duft verbreitete sich im Raum. Nadine glitt ins feuchte

Nass und schloss die Augen. ›Mann‹, dachte sie, ›ich habe echt 'nen Megaschwips‹ und gleichzeitig dachte sie an den Ärger, der ihr bevorstand. ›Mal wieder auf Trebe‹, dachte sie reumütig, verdrängte die schlechten Gedanken aber gleich wieder.

Sie entspannte sich, schloss die Augen und merkte daher gar nicht, dass Sabrina leise ins Bad kam. Sie setzte sich zu Nadine auf den Wannenrand und beobachtete sie. Was Sabrina im Schilde führte, konnte niemand ahnen, aber hier sollte sich Nadines Leben gewaltig ändern.

Nadine öffnete die Augen und sah, wie Sabrina am Waschbecken stand und sich den Gürtel fest um ihren Oberarm band. Dann gab sie ein weißes Pulver zusammen mit einem Spritzer aus einer kleinen, gelben Zitronensaftflasche auf einen Teelöffel. Mit einem Feuerzeug erhitze sie die Mischung, die Sabrina dann mit einer Spritze aufzog. Sie schaute Nadine an: »Na Kleine, willste auch mal probieren?«

Naiv fragte Nadine: »Was issen dat fürn Zeug?«

»Heroin«, antwortete Sabrina. »Du wirst davon lässig und kommst gut drauf, es wirkt so vier Stunden. Danach wirst du müde, und wenn du aufwachst, ist alles wieder wie vorher. Na, doch mal probieren?«

Nadine haderte in ihrem Schwips mit sich selbst. »Man wird aber nicht gleich abhängig davon, oder?«

Sabrina lachte schallend. »Nein, dafür musst du es schon mehrmals nehmen.«

»Okay«, sagte Nadine, »ich will das auch mal probieren. Muss man das unbedingt mit 'ner Spritze nehmen?«

»Nein«, sagte Sabrina, »aber so wirkt es schneller, weil es gleich ins Blut schießt.«

»Okay, tu mir aber nicht weh.«

Sabrina löste den Gürtel von ihrem Arm und band ihn Nadine um. Dann klopfte sie in die Armbeuge, um eine Vene zu finden. Nadine kniff die Augen zu, denn eigentlich hasste sie Spritzen. Ein kurzer Stich, und es war passiert. Ein paar Sekunden danach spürte Nadine, wie sich ihr Körper immer leichter anfühlte. Sie schloss die Augen und tausend Blitze tauchten vor ihrem Geist auf. »Wow«, sagte sie, »das ist ja echt krass.«

Sabrina half ihr aus der Wanne und trocknete sie ab. Nadine war wie in Trance, sie nahm alles um sich herum nur noch wie in Wattebällchen gepackt wahr und sie fühlte sich ganz anders – zufriedener, ruhiger und irgendwie, als wäre sie gar nicht da, sondern stünde neben sich und könne sich selbst beobachten. In einen weichen Bademantel gehüllt schaute Nadine zu, wie Sabrina sich nun den Schuss setzte. Nebenbei erzählte sie, dass dieser Typ, bei dem sie gerade waren, ihr das Zeug besorgte. Sie hatte genau für eine Woche und bekam auch noch zusätzlich Geld für die bei ihm verbrachte Nacht.

»Schläfst du mit dem?«, wollte Nadine wissen.

»Ja klar, Kleine. Meinste, der zahlt fürs Eier kraulen? Der liebt mich und würde mich sofort heiraten, aber wat soll ick mit nem Freier?«, sagte Sabrina und schloss die Augen, um den Flash, den sie bekam, zu verdauen.

Nadine saß total apathisch da und sah ihr dabei zu. Die Tür ging auf und der Typ kam rein: »Was macht ihr denn hier so lange? Das Frühstück ist fertig.«

Als Nadine ihn sah, begann sie zu lachen und wusste noch nicht einmal, warum. Er sah irgendwie merkwürdig aus. Nadine machte der irgendwie hemmungslos und sie lachte immer noch, als sie sagte: »Du siehst so angefixt eigentlich ganz nett aus.«

Der Typ begriff erst nicht, was los war, aber der Blick in Nadines Augen verriet ihm, dass auch sie auf Aige war. »Sag bloß, du bist auch 'ne Junkienutte?«

Nadine wurde blass. »Nein«, sagte sie, »ich habe das noch nie gemacht und heute wollt ich einfach nur mal wissen, wie das ist, stoned zu sein.«

»Und«, fragte er, »wie ist es?«

»Irgendwie gut«, sagte Nadine, »man fühlt sich sorgenlos und hat so eine Leck-mich-am-Arsch-Stimmung.«

»Ey Kleine«, sagte er, »versprich mir, dass du es bei dem einen Mal belässt! Das Zeug ist nämlich nicht ungefährlich. Man wird davon abhängig und dann ... glaube mir ... sieh Sabrina an ... dann ist es nicht mehr toll, dann bist du nur froh, wenn du deine Schmerzen los wirst, die immer dann kommen, wenn du einen neuen Schuss brauchst. Glaub mir, am Anfang ist es geil, aber dann wird es dich beherrschen und dein Leben ist kaputt.«

Nadine konnte sich das nicht vorstellen und hörte einfach nicht mehr zu. ›Soll er doch labern‹, dachte sie, ›ich werde doch nicht gleich abhängig, weil ich es einmal probiert habe.‹

Sabrina und Mike verließen das Bad. Nadine föhnte sich die Haare, cremte sich ein und gesellte sich dann zu den beiden anderen in die Küche. Sie fühlte sich unbeschwert und beschwingt, ihre Probleme waren weg und selbst wenn sie es gewollt hätte, sie konnte all diese negativen Gefühle nicht mehr heraufbeschwören – sie empfand gar nichts mehr.

Mike servierte frische Erdbeeren, Schampus, Brötchen, Kaffee, und Lachs. es sah so lecker aus, dass Nadine beherzt zugriff. Mike sah Nadine belustigt an und blickte ihr in den Ausschnitt, der Morgenmantel hatte sich gelockert und ließ ihren Brustansatz erkennen. Nadine sah seinen Blick und wurde rot. Hastig schloss sie den Mantel. Er grinste sie an und reichte ihr eine Erdbeere. Ein mulmiges Gefühl beschlich Nadine; der Typ führte irgendwas im Schilde, dachte sie, und kaum hatte sie den Gedanken zu Ende gedacht, kam er auch schon mit einem süffisanten Lächeln im Gesicht zur Sache. An Sabrina gewandt sagte er: »Süße, was hältst von ’nem Dreier heute? Ich zahle natürlich extra und gebe dir noch für drei Tage Stoff dazu, wenn du es fertig bringst, die Kleine mit ins Bett zu bekommen.«

Entsetzt sah Nadine ihn an. »Sag mal, du hast wohl einen an der Klatsche? Ick gehe mit keinem in die Kiste und schon gar nicht für Geld. So dreckig kann’s mir gar nicht gehen.«

Sabrina sah sie flehend an. »Ey, komm schon, is doch nur dit eenemal. Dann haste jenuch Geld und icke hab noch Stoff. Iss doch nix dabei, ’n bisschen Spaß und dafür och noch Kohle.«

Nadine schaute Sabrina böse an. »Du spinnst wohl! Ick brauche kein Geld, ick fahre heute ins Heim zurück und dann ist es eh egal.«

Sabrina wurde immer ungehaltener als sie merkte, dass Nadine ihr diesen guten Deal vermasseln wollte, stand auf, packte sie unsanft am Arm und zog sie ins Bad. »Jetzt hörste mir mal zu! Du wirst mit dem Kerl in die Kiste gehen und schön brav sein und das machen, was er will, ansonsten hau ick dir eine aufs Maul und erzähle deinen Musikfreunden, dass du genau wie icke ’ne Junkieschlampe bist.«

Nadine sah Sabrina entgeistert an. »Das würdest du nicht tun, du bist doch meine Freundin.«

Hämisch und herablassend lachte Sabrina. »Ey Kleine, wach mal uff, dat Leben is kein Wunschkonzert und bei Kohle und Stoff hört bei mir die Freundschaft uff. Wat gloobste, warum Richy und icke nich mehr zusammen sind? Die wollte och, dat ick uffhöre. Also, du machst dit, wat ick sage, sonst kannste dein blaues Wunder erleben.« Sabrina packte Nadine an den Haaren und zog sie mit den Kopf ins Waschbecken, knallte ihren Kopf zweimal in die Porzellanschüssel. Vor lauter Panik begann Nadine laut zu schreien und Mike betrat das Bad. Nadine war von einer Sekunde auf die andere wieder klar im Kopf und merkte, dass sie plötzlich in einer sehr gefährlichen Situation war. Mike hatte zwei paar Handschellen in der Hand und kam verdächtig langsam auf sie zu. Sein fieses Grinsen verhieß nichts Gutes.

»Sabrina, was habt ihr vor?«, fragte Nadine verzweifelt. Sabrina reagierte nicht auf sie, sagte stattdessen zu Mike: »Ja, komm, mach sie da an der Fensterbank fest.«

Die Fensterbank war mit einer Matratze versehen und diente eigentlich für die angrenzende Sauna als Relax-Möglichkeit. Man konnte von dem Fenster aus in einen großen Garten schauen. Mike packte Nadine fest am Arm und ließ die Handschellen einrasten. Unfähig sich zu wehren, sah Nadine nur, wie sie sich immer mehr in eine ausweglosen Lage manövrierte. Grob packte Mike auch ihr zweites Handgelenk und fixierte es mit den Handschellen an der Heizung. Nadine saß jetzt – ihr Morgenmantel hatte sich durch die heftige Attacke geöffnet –

vollkommen wehrlos und fast nackt auf dieser Fensterbank und harrte ängstlich der Dinge, die da kommen sollten.

Sabrina zog wieder eine Nadel auf und ging damit auf Nadine zu. Sie schnallte ihr den Gürtel um den Oberarm und zog ihn fest. Nadine schrie Sabrina an: »Hör auf damit, du verdammte Schlampe! Ich will das nicht, las mich in Ruhe! Ich dachte, du bist meine Freundin!«

Sabrina lachte hämisch. »Kleine, in diesem Leben gibt es keine Freundschaft. Der Freier will dich und zahlt dafür ein Vermögen, also machen wir dich jetzt gefügig. Du bekommst davon nicht viel mit. Ick bekomme meine Ration für mehr als eene Woche, und du hast Kohle, um 'nen janzen Monat uff Trebe zu bleiben. Mensch, dit sind vier Fliegen mit eener Klappe, also halt jetzt dit Maul und halt still, denn wenn der Schuss daneben jeht, kannste hopsgehen.«

Nadine begann zu weinen. Wie dumm war sie gewesen, Sabrina zu vertrauen? Wie dumm war sie gewesen, sich von ihr freiwillig einen Schuss setzen zu lassen? Wie idiotisch, wie bescheuert war sie, sich selbst in so eine Situation zu bringen? Sie spürte den Stich in die Vene und Sekunden später übermannte sie ein Farbenmeer von Blitzen. sie tauchte ab in eine Welt, die aus zerfetzten Fotos, Geräuschen und Gefühlen bestand, die sie nicht richtig wahrnahm und doch spürte. Sie stand neben sich und sah gefühllos zu, wie man sie zum zweiten Mal in ihrem Leben auf brutalste Weise vergewaltigte und misshandelte. Diese Mike nannte sie in seiner unstillbaren Gier »Hure« und »Sklavin« und so behandelte er sie auch. Sabrina war daran genauso beteiligt wie er, sie ergötzte sich an den Qualen, die ihr zugefügt wurden. Beide berauschten sich an der

Pein, die sie Nadine zufügten, und Nadine ließ es im Drogenrausch teilnahmslos passieren. Sie ließ es passieren und sah sich selbst dabei zu, ohne wirklich zu wissen, welche katastrophalen Konsequenzen dieser Morgen in ihrem eigentlich jungfräulichen Leben haben würde.

## *BÖSES ERWACHEN*

Nadine erwachte. Es war kalt und die Sonne schien ihr mitten ins Gesicht. Sie spürte jeden einzelnen Knochen. Langsam öffnete sie die Augen, war völlig orientierungslos. Was war geschehen? Sie lag in eine Wolldecke gehüllt irgendwo in einem Waldstück. Und dann kehrte langsam, ganz langsam die Erinnerung zurück. Sie hatte tierische Schmerzen, alles, aber wirklich alles tat ihr weh. Sie versuchte sich, aus der Decke zu befreien. Sie trug wieder ihre Sachen und ihr Kopf lag auf ihrer Handtasche. Wie war sie hierhergekommen? Und wo genau war sie? Sie öffnete ihre Handtasche und entdeckte ihren Geldbeutel, schaute hinein. Beraubt hatte man sie nicht, im Gegenteil: Sie war um 800 DM reicher.

Plötzlich kam die Erinnerung wie ein Faustschlag zurück. Sie sah die Bilder vor sich, jede Kleinigkeit spielte sich erneut ab. Nadine spürte einen üblen Geschmack im Mund, ihr Magen schlug Purzelbäume und krampfte sich zusammen, sie übergab sich immer und immer wieder – sie kotze sich sie Seele aus dem Leib. Dann versuchte sie aufzustehen, doch ihre Beine trugen sie nicht. Sie fühlte sich hundeelend, allein und einfach nur leer. Sie war total überfordert mit dieser Situation und so kuschelte sie sich wieder in die Decke, schloss die Augen und versuchte, die Situation zu ordnen, um irgendwie wieder auf die Beine zu kommen. Sie begriff langsam, was passiert war. Im selben Moment wurde ihr auch bewusst, dass sie an dem Geschehen selber schuld war. Sie wurde vergewaltigt, ihre beste Freundin war dabei und man hatte sie dann feige irgendwo in einem Wald abgelegt. Nadine rieb sich die Handgelenke, an denen deutlich die Spuren der Handschellen zu sehen waren. Sie kramte in ihrer Tasche nach etwas Essbarem, um den bitteren Geschmack in ihrem Mund loszuwerden. Doch da war nichts, dafür fand sie ein kleines silbernes Päckchen. Sie öffnete es und sah das weiße, kristalline Pulver. ›Sabrina‹, dachte sie, ›du fieses Miststück! Das zahle ich dir irgendwann heim.‹ Richy hatte recht gehabt, als sie sagte, dass Sabrina über Leichen gehen würde, um an ihren Stoff zu kommen. Nadine selbst war nun zum besten Beispiel dafür geworden.

Dann fand ein Päckchen Kaugummi und sie steckte sich drei Streifen auf einmal in den Mund. Und langsam verschwand der fade Geschmack im Mund. Nadine fühlte sich allmählich besser und startete einen neuen Versuch aufzustehen. Mit wackeligen Beinen erhob sie sich und lehnte sich vorsichtig an einen großen Baum. Sie schaute an sich herunter, sie war so einigermaßen sauber. Dann rollte sie die Decke zusammen und nahm ihre Tasche. Sie musste aus diesem Wald raus.

Während sie lief und nach einem brauchbaren Weg suchte, fragte sie sich immer wieder, wie das alles hatte passieren können und ob sie irgendjemandem davon erzählen sollte. ›Nein, das kann ich nicht‹, entschied Nadine, ›ich bin ja selber schuld. Ich kann doch niemandem sagen, dass ich freiwillig in dieses Haus gegangen bin und dass ich selbst um diesen Schuss gebeten habe. Ich hätte wissen müssen, dass so was passieren kann. Wie bescheuert muss man sein!‹ Und als sie die Bilder vor sich sah, empfand Nadine tiefe Scham. Nein, sie würde niemandem davon erzählen, niemandem! Das hatte sie sich selber eingebrockt, sie würde es vergessen und schweigen. Sollte sie Sabrina irgendwann noch einmal sehen, dann würde sie sie zur Rechenschaft ziehen und bis dahin würde sie einfach schweigen.

Sie fand einen kleinen Waldweg und lief diesen langsam entlang, soweit es ihr Körper zuließ. Immer wieder machte sie eine kleine Pause, um zu verschnaufen und die Schmerzen zu vertreiben. Ihr tat alles weh und sie hoffte, dass diese Schmerzen bald vorbeigehen würden, denn auch diese erinnerten sie an das Passierte.

In der Ferne vernahm Nadine Verkehrsgeräusche und ihre Schritte beschleunigten sich. Sie wusste nicht, wie lange sie sich schon in diesem Wald befand, sie spürte nur, dass sie Durst hatte und sie wollte so schnell wie möglich in die Zivilisation zurück, sich ablenken und nicht mehr nachdenken.

Plötzlich stand sie an einer großen Hauptstraße und die Autos zischten an ihr vorbei. Nadine sah am Horizont einige Häuser aufragen und lief in diese Richtung. Nach kurzer Zeit fand sie eine Bushaltestelle. Sie setzte sich in das überdachte Häuschen und schaute auf den Fahrplan. Sie befand sich in Reinickendorf, also ganz in der Nähe von ihrem Zuhause. Na, wenigstens hatte Sabrina so weit gedacht und sie nicht irgendwo am Arsch der Welt ausgesetzt.

Der Bus kam und Nadine stieg ein. Sie war müde und schlapp. Sie wollte einfach nur noch eine Dusche, frische Klamotten und ein Bett, sie wollte schlafen und aufwachen ohne diesen Albtraum in ihrem Kopf. Sie würde zu Richy fahren – Richy, ihr einziger Freund ...

Nadine erwachte, da der Busfahrer sie unsanft an ihrem Arm rüttelte. »Hallo kleines Fräulein, wir sind da. Der Bus endet hier«, sagte er freundlich.

Nadine erschrak. »Sorry«, sagte sie, »ick muss einjeschlafen sein, hatte ’ne lange Nacht.«

Sie waren am Kurt-Schumacher-Platz. Nadine stieg aus und in die nächste U-Bahn ein und fuhr zu Richy.

Als er ihr öffnete und Nadine sah, wirkte er erschrocken. »Mensch Kleine, wie siehst du denn aus? Wat is passiert?«

Nadine setzte sich aufs große Sofa und begann zu weinen. Sie konnte Richy nichts erzählen, er würde sie rausschmeißen, denn er liebte Sabrina und würde ihr niemals glauben. So erzählte Nadine, dass sie beim Talentwettbewerb zu viel getrunken hatte und dann im Park rotzbesoffen eingeschlafen war.

Richy lachte und sagte spöttisch: »Mensch Kleine, wenn man nix verträgt, sollte man och nix saufen. Jetzt aber erst mal ab ins Bad. Du stinkst wie eine Katze aus der Mülltonne.«

Nadine war erleichtert, dass Richy ihr anscheinend glaubte, und ließ sich von ihm ins Bad bugsieren.

Nadine stand noch unter Dusche, als Richy das Bad betrat, um ihr frische Klamotten zu bringen. Er sah ihren geschundenen Körper und wurde blass. Er sah die Striemen auf ihrem Rücken und die Blutergüsse auf ihrer Haut und er wusste, dass etwas Schreckliches passiert sein musste, über das Nadine nicht reden wollte. Er kannte sie gut genug, um zu wissen, dass Nadine nie so viel saufen würde, dass sie den Verstand verlor. Er wollte sie aber auch nicht bedrängen und so ließ er sie in Ruhe. Er würde schon noch herausbekommen, was passiert war, aber er würde Nadine niemals dazu drängen zu erzählen. Dazu mochte er diese Kleine zu sehr.

Er ging in die Küche, um ihr etwas zu essen zu machen. Danach sollte sie sich hinlegen. Er hatte heute einen Termin beim Arbeitsamt, und wenn alles gut ging, hatte er ab morgen wieder einen Job. Dann könnte er die Kleine umsorgen, ohne sich Gedanken ums Geld machen zu müssen. Er wusste, dass Nadine Hilfe brauchte, die Hilfe eines Freundes.

Nadine schrubbte ihren Körper mit einer Bürste, ewig stand sie unter der Dusche, seifte sich immer wieder ein, um dieses Gefühl des Ekels und der Scham abzuwaschen. Sie wollte die tiefen Spuren wegwaschen und hoffte, so auch vergessen zu können.

Als Nadine fertig war, aß sie ein wenig und Richy sah ihr dabei gedankenverloren zu. Er sah ihre Handgelenke und es tat ihm weh zu sehen, dass Nadine in der letzten Nacht wohl etwas Grausames erlebt haben musste. Wenn er gewusst hätte, was passiert war, dann hätte er wohl mehr getan und das Kommende verhindern können, aber Nadine ließ ihn nur ahnen, nicht wissen ... Das war der größte Fehler ...

Richy hatte seine Kontakte spielen lassen und einige von Nadines Sachen aus dem Heim geschmuggelt. Dorthin konnte sie erst mal nicht zurück. Er musste und wollte sich um sie kümmern, also nahm er sie bei sich auf.

Eine Woche später ...

Nadine wachte schweißgebadet mitten in der Nacht auf. Richy saß an ihrem Bett und streichelte ihre Hand. »Ey Kleine, du hast wieder geschrien. Es ist alles gut, war nur ein böser Traum.«

Nadine brauchte etwas Zeit, um in die Realität zurückzufinden. Sie stammelte etwas von »Meister« und von »aufhören«.

Immer wieder schrie sie im Schlaf so laut und ängstlich, dass Richy sich ernstlich Sorgen machte. Das ging nun schon seit einer Woche so und Nadine sah zunehmend schlechter aus. Auch ihre Fröhlichkeit und ihr Lachen hatte sie verloren und Richy kam überhaupt nicht mehr an sie ran. »Was ist passiert?«, fragte Richy vorsichtig, aber Nadine schwieg. Sie konnte es ihm nicht erzählen, er würde sie rausschmeißen und ihr kein Wort glauben. Er liebte Sabrina noch immer, und Nadine wollte ihm nicht weh tun. Nein, sie würde schweigen und musste versuchen, ihre Erinnerungen zu ignorieren. Vielleicht sollte sie einfach ein paar Schlaftabletten nehmen, bevor sie ins Bett ging. So würde sie durchschlafen können – ohne Albträume, die sie verrieten. Da fiel ihr das Päckchen Aige ein, das immer noch in ihrer Handtasche war. Sie wusste von Sabrina, dass man das auch schniefen konnte – ohne Nadel und ohne Zitrone. Die Wirkung ist wohl nicht so intensiv, aber vielleicht half es ihr dennoch, in Ruhe schlafen zu können. Und vielleicht konnte sie dann auch mal wieder vor die Tür, um auf andere Gedanken zu kommen. Seit einer Woche hatte sie das Haus nicht verlassen, aus Angst, sie könnte Sabrina über den Weg laufen. Sie hatte auch die Lust am Singen verloren, und Lucas ... Den hatte sie inzwischen ganz vergessen. Nadine war wütend auf sich, gab sich selbst die Schuld an allem. Sie wäre am liebsten untergetaucht und nie wieder ans Tageslicht gekommen. Aber sie musste an ihrer Situation etwas ändern, um nicht aufzufallen, um Richy nicht zu schaden und auch um sich selbst wiederzufinden. Ihre Blessuren ließen langsam nach, und auch Schmerzen hatte sie kaum noch. Sie nahm sich vor, am nächsten Tag einfach mal etwas von dem schmutzigen Geld zu nehmen und sich dafür was Schönes zu kaufen.

Nadine kuschelte sich an Richy und sagte zuckersüß: »Mach dir keine Sorgen, mir geht es schon wieder besser. Ich habe nur schlecht geträumt. Ich verspreche dir, morgen früh stehe ich auf, dusche und gehe ein bisschen raus. Geh wieder ins Bett, mir geht es gut, versprochen.«

Richy schaute sie skeptisch an, beließ es aber dabei. Doch er war enttäuscht darüber, dass Nadine immer noch schwieg. Er knuffte sie in die Rippen und sagte: »Okay, du musst es ja wissen. Aber wenn was ist, Kleine, dann kannst Du immer auf mich zählen.« Er verließ das Wohnzimmer und legte sich wieder schlafen.

Nadine kramte leise in ihrer Handtasche und fand das in Alufolie eingewickelte Zeug. Ganz vorsichtig öffnete sie das Päckchen und nahm eine Fingerspitze davon in den Mund. Boah, war das bitter, aber sie spürte sofort ein taubes Gefühl auf der Zunge. ›Okay‹, dachte sie, ›wie bekomme ich das Zeug jetzt in die Nase?‹ Sie schaute sich im Wohnzimmer um und entdeckte auf dem Esszimmerregal ein Glas mit bunten Strohhalmen. ›Ahh‹, dachte Nadine, ›okay.‹ Sie griff nach einem und brach ihn in der Mitte durch. Dann ging sie ins Bad und verschloss hinter sich die Tür. Auf den Klodeckel schüttete sie ein bisschen von dem Stoff und zerdrückte ihn dann vorsichtig mit der Rückseite eines Kammes. Dann machte sie zwei kleine Linien und sog jeweils eine in jedes Nasenloch. Mit heftiger Wucht schoss es ihr in den Kopf. Nadine saß benommen auf den kalten Fliesenboden im Bad und hatte Schwierigkeiten, sich zu koordinieren. Alles um sie herum verschwand und sie sackte in sich zusammen.

Sie wusste nicht, wie lange sie so dalag, kam nun aber nach und nach wieder zu sich. Alles war still, Richy hatte nicht bemerkt, was sie getan hatte. Hastig versuchte sie aufzustehen, aber ihr wurde schwindelig. Langsam zog sie sich an der Toilette hoch wischte den Klodeckel sauber. Dann wusch sie noch den Kamm ab. Den Strohhalm hob sie auf und steckte ihn in ihre Schlafanzughose. Das Alupäckchen verschloss sie vorsichtig und schlüpfte so leise wie möglich aus dem Bad. Es wurde langsam hell, aber Richy schlief noch tief und fest. Nadine huschte ins Wohnzimmer und legte sich wieder auf die Couch. Ein wohliges Gefühl machte sich in ihr breit und die Anspannung der letzten Tage schien von ihr abzufallen. ›Endlich‹, dachte Nadine, ›endlich geht es mir gut.‹ Sie spürte, wie sich ihr Körper entspannte und so etwas wie innerer Frieden aufkam. Schnell verstaute sie den Strohhalm und das Alupäckchen in ihrer Handtasche. Sie riss das Innenfutter ein bisschen auf und stopfte alles zwischen Leder und Stoff, so konnte es keiner finden, selbst dann nicht, wenn die Tasche aus Versehen mal runter fiel.

Sie kuschelte sich in die Wolldecke und es dauerte nicht lange, bis Nadine in einen tiefen traumlosen Schlaf fiel.

Sie erwachte mit fürchterlichen Kopfschmerzen. Richy war schon weg und langsam und immer noch taumelnd ging Nadine ins Bad. Sie fühlte sich hundeelend und ihr Magen krampfte sich zusammen. Kaum im Bad angekommen, war die Kloschüssel auch schon ihr bester Freund, sie übergab sich. Es dauerte lange, bis ihr Magen endlich Ruhe gab. Nadine fühlte sich so schlecht wie schon lange nicht mehr. Sie hielt ihren Kopf unter den Wasserhahn und ließ kaltes Wasser darüber laufen. In ihrem Kopf hämmerte es wie verrückt. Sie kramte im Spiegelschrank nach einer Packung Aspirin, wurde zum Glück fündig und nahm gleich drei Stück auf einmal.

Wieder im Wohnzimmer riss sie erst einmal die Fenster auf. Kalte Herbstluft blies ihr entgegen. Sie setzte sich auf die Couch und hoffte, dass das Hämmern in ihrem Kopf bald nachlassen würde. Auf dem Wohnzimmertisch lag ein Zettel von Richy: ›Der Kaffee steht in der Küche, Kleine. Mach dir einen schönen Tag.‹ Neben dem Zettel lagen 50 DM. Nadine plagte das schlechte Gewissen. Richy wusste nicht, dass Nadine 800 DM in der Tasche hatte. Sie hatte ihm nichts davon erzählen können, denn sonst wäre er noch skeptischer geworden. Nun glaubte er aber, sie hätte kein Geld und half ihr mit dem bisschen, was er selbst hatte. Nadine fühlte sich richtig mies. Sie nutzte Richy aus, aber was hätte sie anderes tun sollen? Sie konnte ihm doch nicht erzählen, was passiert war. Sie war traurig und entschied, dass sie so schnell wie möglich ausziehen musste. Sie konnte Richy nicht mehr belügen und sie wollte nicht, dass Richy sich so viel Mühe gab, dass es ihr gut ging. Das hatte er nicht verdient, denn schließlich war sie ja an diesem ganzen Scheiß selber schuld. Sie würde sich von den 800 DM irgendwo ein Pensionszimmer suchen und dann entscheiden, wie es weiter gehen sollte.

Sie kramte also ihr Zeug zusammen und packte alles in ihre große Reisetasche. Sie schrieb Richy einen Brief und legte ihn und den Wohnungsschlüssel neben den 50-DM-Schein. Sie zog sich auf dem Flur Jacke und Schuhe an. Traurig sah sie sich noch mal um und zog die Tür zu Richys Wohnung hinter sich zu. ›Es ist besser so‹, dachte sie, als sie die Stufen hinunter ging und hoffte inständig, dass Richy nicht nach ihr suchen würde.

Immer noch hatte sie Kopfschmerzen und auch seelisch ging es ihr so richtig schlecht. Sie fuhr mit der S-Bahn zum Nollendorfplatz und versuchte, dort ein Zimmer zu finden. Es war ihr vollkommen egal, wie es aussah, die Hauptsache für sie war, dass sie irgendwo schlafen konnte und eine Möglichkeit zum Waschen hatte. Nadine stand wenig später vor einem schäbigen Haus mit dem Schild *Pension Ameise*. ›Nicht das *Hilton*‹, dachte sie, ›aber besser als nichts und bestimmt nicht so teuer.‹

Sie ging hinein und fragte den Portier, was sie für ein Zimmer pro Nacht zahlen müsste. Der Typ hatte eine Zigarette im Mundwinkel und nahm sie auch nicht raus, als er Nadine argwöhnisch musterte und sagte: ›Für wie lange willste denn hier sein?‹

Nadine überlegte kurz und sagte: ›Na ja, für ’ne Woche ungefähr.«

»Es gibt aber kein Frühstück und dit Zimmer sauber machen musste och selbst.«

»Okay«, sagte Nadine, »und was kostet das nun?«

Der Typ überlegte kurz und sagte: »Gib mir 100 Mark und dann is jut. Jehste anschaffen, zahlt der Freier zusätzlich 30 Euro pro Stunde sofort und cash.«

Nadine wurde rot. »Ich geh nicht anschaffen.«

Verdutzt schaute der schrullige Typ sie an. »Dit sagen se alle. Mir is dit völlig egal, ick will nur keinen Ärger. Wenn de Bullerei hier auftaucht, fliegste.«

Nadine war froh, als er ihr den Zimmerschlüssel gab und sie in den ersten Stock schickte. Als sie das Zimmer betrat, wurde ihr klar, warum es so billig war. Ein altes Bett, ein Tisch, ein Stuhl und eine Duschkabine war alles, was das Zimmer hergab. Es war schäbig, schmuddelig und dunkel, aber fürs Erste musste es langen. Sie konnte ja froh sein, das der Typ so unkompliziert war und weder nach ihrem Alter noch nach einem Ausweis fragte. Manu hatte ihr damals erzählt, dass die *Ameise* für Trebegänger und Nutten wie geschaffen war. Das wusste allerdings auch die Polizei. Der Typ war bei ihnen bekannt und auch, dass er nur auf die Kohle schaute und ihm egal war, wer hier ein und aus ging. Sie versuchten durch Razzien immer mal wieder fündig zu werden, aber im Großen und Ganzen ließen sie ihn gewähren, denn auch die Polizei wusste, dass es besser war, die Kids von der Straße zu bekommen.

Nadine schloss die Türe zu ihrem Zimmer ab und machte sich auf den Weg zum Ku'damm. Sie wollte ein paar Kleinigkeiten einkaufen. Am Bahnhof Zoo musste sie aussteigen und da sah sie Sabrina am Kiosk stehen. Die schien auf Entzug zu sein, sie sah wieder einmal beschissen aus. Die dünnen Haare hingen ihr wirr ins Gesicht und ihre Klamotten waren vollkommen verdreckt. Wie es der Teufel wollte, entdeckte Sabrina Nadine sofort und torkelte auf sie zu. »Ey, was machst du denn hier?«, fragte Sabrina lallend. Nadine antwortete nicht und wollte einfach nur weitergehen, als Sabrina sie am Arm festhielt. »Ich rede mit dir«, brauste sie auf. Nadine schüttelte ihren Arm ab und baute sich vor ihr auf. Endlose Wut keimte in ihr auf und zitternd, aber beherrscht schaute Nadine sie an und zischte ganz leise: »Dass du es noch wagst, mich anzusprechen. Du bist die Allerletzte, mit der ich reden will. Hast du vergessen, was letzte Woche passiert ist? Hast du vergessen, was tu mir angetan hast?«

Sabrina schaute sie erschrocken an, so kannte sie Nadine nicht. Nadine packte Sabrina fest an den Schultern und schüttelte sie heftig: »Glaubst du allen Ernstes, dass ich dich noch ›Freundin‹ nenne? Du kannst froh sein, dass ich Richy nichts erzählt habe, der hätte dich gekillt.« Sabrina wollte etwas erwidern, aber schon hat sie Nadines flache Hand im Gesicht. Wütend über all das, was passiert war, rastete Nadine vollkommen aus und prügelte auf Sabrina ein. Wehrlos lag diese dann am Boden, erst dann ließ Nadine von ihr ab. »Wage es ja nie wieder, mich anzusprechen, sonst bring ich dich um.« Hasserfüllt drehte Nadine sich um und ließ Sabrina am Boden liegen. Sie ging die Stufen empor und würdigte Sabrina keines Blickes mehr.

Als Nadine aus ihrem Blickfeld verschwunden war, lehnte sich Sabrina zitternd an die kühle, geflieste Wand des U-Bahnhofes und holte tief Luft.

Irritiert stand Nadine da und begriff selbst kaum, was gerade passiert war. Das war das erste Mal in ihrem Leben, dass sie zugeschlagen hatte. Sie hatte sich noch nie gewehrt, war für andere immer der Punchingball, hatte kassiert, aber nie verteilt. Heute jedoch hatte sie sich Luft gemacht. Das Lügen Richy gegenüber, die Schmerzen, die sie erleiden musste, dass Sabrina sie dem perversen Mike ausgeliefert hatte – all das war in diesem Moment hochgekocht und auf Sabrina niedergeprasselt. Sie hatte es verdient, ganz gleich, ob sie durch den Entzug schwach war, sie hatte es verdient – und eigentlich noch viel mehr. Nadine fühlte sich erheblich besser und machte sich um dieses Miststück keine Gedanken mehr.

Nun lebte Nadine schon eine Woche in der *Ameise* und begann sogar, ihre neue Freiheit zu genießen. Mit dem Geld ging sie sehr vorsichtig um und so hatte sie noch eine gute Reserve. Sie genoss es, allein zu sein und war eigentlich die meiste Zeit in ihrem Zimmer. Rainer, der Portier, wurde immer zugänglicher und irgendwie, so schien es, mochte er Nadine. Er brachte ihr ein kleines Kofferradio mit, und dann eines schönen Tages, Nadine wollte grad was zu essen holen, hielt er sie an und fragte: »Sag mal, Kleine, biste uff Trebe?«

Nadine wusste nicht, was sie sagen sollte, aber da sie glaubte, dem Typen so etwas erzählen zu können, sagte sie: »Ja, ich bin aus der Ollenhauer abgehauen.«

»Dachte ick mir«, sagte Rainer, »aber anschaffen jehste nich, wa?«

»Nein«, sagte Nadine, »ich habe ein bisschen was gespart. Du brauchst also keine Angst haben, meine Miete zahle ich dir für die Woche auch wieder.«

»Ick hab keine Angst«, sagte er, »ick will dir nur helfen und ick muss wissen, wenn die Bullerei kommt, wat los is. So kann ick dir warnen. Jut, dass ich jetze wees, wie it um dir steht.« Er lächelte Nadine an. »Wenn de mal Geldnot hast, sag mir Bescheid. Ick kenne da so een, zwee Freier, die dir, so unbedarft und clean wie de bist, 'n kleenet Vermögen zahlen für ne Stunde.«

Nadine lachte und sagte: »Nee du, lass mal. Noch komme ich ohne Freier klar.«

Rainer zwinkerte ihr zu und ließ sie gehen.

Es wurde langsam kalt draußen, der Winter kündigte sich an. Nadine zog die Jacke enger an sich und machte sich auf den Weg zum Zoo. Sie wollte heute einfach mal unter Leute. In der *Ameise* hatte sie Brigitte kennengelernt, die dort ab und an mit ihren Freiern abstieg. Brigitte arbeitete am Zoo in einer Peepshow. Sie war 18 und ganz nett. Mit ihr hatte sie verabredet, dass sie sich mal nach der Arbeit treffen und zusammen was trinken gehen könnten.

Nadine wartete also vor diesem Laden und beobachtete, wie der eine oder andere Kerl dort hinein schlich. Innerlich musste Nadine schmunzeln, denn eigentlich waren diese Dinger harmlos. Brigitte hatte ihr erklärt, wie das mit diesen Peepshows funktionierte. In der Mitte des Ladens war eine sich drehende Bühne aufgebaut und drum herum waren Kabinen. Jede Kabine hat ein Fenster mit einer Klappe. Der Typ geht also in die Kabine, schmeißt in einen Münzautomaten Geld ein, woraufhin sich die Klappe zur Bühne öffnet und dann kann er dort die Mädels strippen sehen. Ist das Geld verbraucht, schließt sich die Klappe wieder. Manche Männer geben ein kleines Vermögen aus, jede Minute kostet schließlich fünf Mark. Die Mädchen bekommen ein Fixum und werden dann auch noch prozentual am Gewinn beteiligt. Der Verdienst ist nicht die Welt, aber sie sind angemeldet, krankenversichert und haben geregelte Arbeitszeiten. Brigitte hat ein kleines Kind zu Hause, und da die Kohle nicht reicht, nimmt sie den einen oder anderen Typen auch mal mit in die *Ameise* und hat so einen Nebenverdienst.

Nadine war überrascht, wie normal Gitty war. Sie redete übers Anschaffen als wär's das Normalste auf der Welt. Sie war gepflegt und hatte in der Vergangenheit wohl auch mal eine Ausbildung angefangen, aber weil sie mit 16 schwanger wurde und ihre Mutter sie daraufhin hinauswarf, musste sie sehen, wie sie klar kam. Jetzt hatte sie wohl die Oma, die auf den Kleinen aufpasste, während sie arbeitete. Die kleine Familie lebte in Rudow.

Nadine war fasziniert und mochte Gitty auf Anhieb.

Es war kalt, und als Gitty den Laden verließ und Nadine sah, freute sie sich. »Ey, schön, dass du da bist. Wo wollen wir hingehen? Meine Oma bringt den Kleinen ins Bett, also habe ich Zeit.«

Nadine hatte keine Ahnung, wo man in Berlin in der Woche hingehen konnte, und so schlug Gitty vor, ins *Sound* zu gehen. »Ein cooler Laden, in dem keiner nach dem Alter fragt«, sagte sie. »Vorher allerdings muss ich noch mal in die Apotheke, ich bin so müde und brauche noch ein paar Coffies.«

»Was sind Coffies?«, wollte Nadine wissen.

»Aufputschmittel«, erklärte Gitty, »Ephidryn und Coffein, die halten wach, sind ungefährlich. Man ist gut drauf und kann mal ein oder zwei Tage durchfeiern ohne einzupennen. Sind nicht teuer, eine Rolle mit 20 Stück kosten 3 DM, bekommste ohne Rezept.«

Gitty kam aus der Apotheke mit einem Pappbecher Wasser und einer Rolle Coffies. Sie öffnete das Röhrchen und nahm zwei Tabletten auf einmal. »Na«, fragte sie, »willste auch mal?«

Nadine nahm eine und spülte sie mit Wasser hinunter. Dann hakten die beiden Mädchen sich ein und gingen gut gelaunt in Richtung U-Bahn. Es war schon dunkel, als sie an der Kurfürstenstraße ausstiegen. Zu Fuß waren es jetzt noch fünf Minuten, und dann standen sie vor dem *Sound*. Nadine nahm einen süßlichen Geruch vor der Disco war, zwei Türsteher begrüßten Gitty freundlich, schauten auf Nadine und winkten sie durch.

Die Disco war dunkel und verwinkelt. In der Mitte war eine riesengroße Tanzfläche und drumherum ein Gang mit den unterschiedlichsten Sitzmöglichkeiten. Die Musik war nicht so ganz Nadines Geschmack, sie spielten nur progressive Musik. Einige Stücke gefielen ihr aber doch.

Gitty führte sie in dem Laden herum, es gab sogar ein Kino und auch eine Bar, wo man etwas essen konnte. Drinks wurden an der Theke gereicht. »Wenn dir nach was anderem ist«, sagte Gitty, »kannste auch auf'm Klo 'nen Dealer finden, der Gras oder Aige vertickt.«

Sie liefen gemeinsam um die Tanzfläche und holten sich dann ein Bier. Nadine gefiel es in dem Laden, es war ungezwungen und das Publikum angenehm gemischt. Nadine spürte die Wirkung der Coffies und war vollkommen aufgedreht, sie plapperte wild drauf los und die Musik törnte ihre innere Hektik noch mehr an. Sie hörte der Musik zu und setzte sich direkt an der Tanzfläche auf eine Kinobank, um den tanzenden Menschen zuzusehen. Es war genial; der eine tanzte total konfus, der andere schien in seiner eigenen Welt zu sein. Sie hatte so etwas noch nie gesehen, geschweige denn sich in solchen Kreisen bewegt. Das hier war eine eigene Welt, eine Welt von Menschen, die anders waren, die sich von der Spießigkeit des Seins verabschieden wollten, auch wenn es nur für ein paar Stunden war. Hier konnten sie sein wie sie waren. Drogen waren in den 70ern ein ganz angesagtes Thema, man war hipp, wenn man an Tripparties teilnahm, man war cool, wenn man Joints rauchte, gänzlich abgefuckt, wenn man drückte.

Nadine spürte nicht, wie sie immer mehr in eine Szene abdriftete, die sie und ihr ganzen Leben verändern sollte. Sie fühlte sich hier dazu gehörend und hatte das Gefühl, sich nicht verstellen zu müssen. Ganz in Gedanken versunken und mit dem Fuß im Takt wippend saß Nadine auf dieser Bank, lässig angelehnt und merkte gar nicht oder nur am Rande, dass sich ein Typ neben sie setzte. »Willste auch mal ziehen?«, fragte er. Nadine sah dem ihr dargebotenen Joint, lächelte und nahm einen Zug. Doch als sie inhalierte musste sie heftig husten. Der Typ lachte und fragte: »Dein erste Joint?«

»Nee«, sagte Nadine, »ich hab nur grad Coffies intus, verträgt sich wohl nicht.« Das war eine glatte Lüge, einen Joint hatte sie noch nie probiert, und wenn man mal von den zwei Malen absah, als sie Aige genommen hatte, war sie wirklich noch sehr unerfahren. Das brauchte der Typ aber nicht wissen, denn sie glaubte, um hier dazuzugehören, müsse man so tun, als wäre es ganz normal, irgendwelche Mittelchen einzuschmeißen, um easy und cool zu sein.

Der Typ ließ Nadine noch einmal ziehen, als er dann fragte ob sie ein Gramm kaufen wollte, lehnte sie aber ab, stand auf und suchte Gitty. Diese saß bei einem Typen, der aussah, als hätte er jede Minute seines Lebens bei einem Tätowierer verbracht. So viele Tattoos hatte Nadine noch nie an einem Typen gesehen. Zudem hatte er nicht einfach nur eine Glatze, diese wurde unterbrochen von einem kleinen Zopf, der ihm bis zum Hintern reichte. Der war nicht breiter als eine Makkaroni und fein säuberlich geflochten. Der Typ machte Nadine Angst, er sah irgendwie gruselig aus. Nadine stand neben Gitty und konnte nur Gesprächsfetzen aufschnappen, die Musik war einfach zu laut, aber sie bekam mir, dass sie von Drogen redeten. Gitty zwinkerte Nadine zu. Rainer, so hieß dieser Typ, tickte mit allem, was die Szene so brauchte und Gitty hatte Bock auf eine Brise Koks oder Aige, das war ihr heute egal. Sie hatte ganz gut verdient und wollte Nadine einen tollen Abend bereiten. Als Nadine sah, dass Gitty dafür Geld ausgeben wollte, hielt sie sie davon ab und flüsterte: »Lass mal stecken, ich habe noch etwas für uns beide.«

Gitty schaute verblüfft auf und sagte: »Was? Du hast Aige?«

»Ja«, antwortete Nadine, »ich hab's schon seit Wochen in meiner Tasche und ich denke, heute ist ein guter Tag es aufzubrauchen.«

»Woher hast du es?«, wollte Gitty wissen.

»Frag lieber nicht ... ich erzähl es dir vielleicht ein andermal.«

Sie gingen auf's Klo und sperrten sich in eine der Kabinen ein. Gitty holte ihr Besteck aus der Handtasche und kramte nach der Zitrone. Nadine löste ihren Gürtel und band sich den Arm ab, Gitty zog die Spritze auf und setzte die Nadel. Ein kurzer Stich, den Gürtel lockern – und Nadine sank langsam auf den Klodeckel. Gitty wiederholte das Prozedere und setzte die Nadel bei sich selbst – der Rest verschwand in ihrem Arm. Völlig high blieben sie erst einmal eine Weile sitzen und als der erste Flash langsam vorüber war, verließen sie die Kabine. Im Waschraum frischten sie ihr Make-up auf und stylten sich ein bisschen mehr. Sie kicherten und stellten fest, dass das wirklich ein ganz besonderer Abend war.

Nadine merkte nicht, wie sie abdriftete, sie kam sich so cool vor. Jetzt war sie zu und ihr gehörte die Welt. Und diese Welt um sie herum war sonnenklar, es gab keine Probleme, keinen Kummer, keine Angst vor Männern und keine Angst vor körperlicher Gewalt.

Gitty und Nadine saßen im Bistro und beide genossen Pommes und Currywurst, als plötzlich ein Typ in Lederjacke und Jeans vor ihnen stand und mit einer goldenen Marke in der Hand sagte: »Kripo Berlin. Dürfte ich mal ihre Ausweise sehen?«

Nadine wurde kreidebleich. ›Jetzt brennt die Luft‹, dachte sie. Gitty hatte nichts zu befürchten, sie war 18 und somit volljährig, aber Nadine war erst 15 und hatte in so einem Laden und das um diese Uhrzeit nichts mehr verloren. Zugedröhnt nestelte sie in ihrer Tasche und tat so, als würde sie nach ihrem Ausweis suchen, doch sie hatte gar keinen, denn den bekam man erst mit 16. ›Shit‹, dachte sie, ›was mache ich jetzt nur? Die nehmen mich mit und ich muss wieder in die Ollenhauer.‹

Der Beamte beobachtete Nadine und sagte schließlich schroff: »Mach hinne, Kleine, oder hast du gar keinen Ausweis?«

Nadine gab auf, sie sackte in sich zusammen und sagte kleinlaut: »Okay, ich habe keinen Ausweis.«

Der Beamte sah sie an. »Und was machen wir nun? Komm erst mal mit raus!« Er packte sie am Arm und bugsierte sie nach draußen. Es war bitterkalt und die Luft nahm Nadine den Atem. Sie war völlig stoned und der Bulle sah es ihr an. Vor der Tür stand ein großer Mannschaftswagen, Gitty stand neben ihr. Nadine bat Gitty, in der *Ameise* Bescheid zu geben und auf ihre Klamotten aufzupassen. Gitty gab ihr ihre Telefonnummer und drückte Nadine ganz fest zum Abschied. »Ey Kleine, meld dich, sobald du kannst, ich bin für dich da, okay?«

Nadine begann zu weinen und der Beamte zog sie in den Wagen. Alles ging so schnell, er holte über Funk Auskunft über sie ein – einen falschen Namen zu nennen, hatte sie sich nicht getraut – und dann war es gelaufen. »Seit vier Wochen auf Trebe«, sagte der Polizist. »Mensch, Kleine, du bist noch so jung. Drogen und Abhauen sind nicht der richtige Weg.«

Diese Belehrungen hatte Nadine so satt! Was wusste der denn schon? Wenn man die brauchte, waren sie eh nie da. Also, mit was für einem Recht kritisierte dieser Fuzzy Nadines Verhalten?

Bockig und schweigsam ließ Nadine das, was nun kam, über sich ergehen. Man fuhr sie zur Ollenhauer. Kerstin hatte Nachtdienst und ihr Blick sprach Bände, als sie Nadine in Empfang nahm. Der Beamte ließ sich das Protokoll unterschreiben und das große graue Tor schloss sich zum x-ten Mal hinter Nadine. Kerstin sagte keine Wort, sie führte sie nach oben in die Quarantänestation, gab ihr Handtücher, Wolldecke und ein Kissen. »Geh duschen! Die Ärztin kommt gleich, um einen Abstrich zu machen. Ist alles okay, kommst du morgen in die Gruppe. Dein Zimmer ist schon vergeben, du wirst also in ein anderes kommen, deine Sachen haben wir im Speicher gelagert. Du hast morgen also 'ne Menge zu tun, und ab übermorgen wirst du hier wieder die Schulbank drücken. Ausgangsverbot, Zigarettenverbot, und Taschengeld ist vorerst auch gestrichen. Für wie lange, das entscheidet die Leitung.«

Nadine wurde übel, sie kotzte ins Waschbecken. Kerstin sah die Veränderung bei Nadine, sie sah auch, dass Nadine zugeknallt war, und innerlich zerbrach sie fast daran. Sie mochte dieses Mädchen ganz besonders und musste nun mit ansehen, wie aus diesem unscheinbaren, liebenswerten Menschen eine drogenabhängige Göre wurde, und das nur, weil keiner da war, der ihr wirklich helfen konnte, das Erlebte zu verarbeiten. Man hatte hier für solche Mädchen keine Zeit und auch es fehlte an Fachkräften, die psychologisch so weit ausgebildet waren, um in die Tiefen der Seele einzudringen. Kerstin ahnte nicht einmal, was Nadine in ihrem kurzen Leben außer der ersten Vergewaltigung noch alles erlebt hatte. Sie wurde von ihrer besten Freundin verraten, benutzt und misshandelt. Ihre Eltern gaben ihr das Gefühl, wertlos, nein, nicht existent zu sein. Sie wurde abgeschoben in eine Welt, in der Mädchen wie Nadine untergingen, denn ihr Rückgrat war gebrochen, und das brauchte man, um in dieser Welt geradeaus gehen zu können.

Der erste Abstrich war okay. Nadine war also, was das betraf, gesund. Die Ergebnisse der Blutwerte waren nicht so toll und daher entschied die Ärztin, Nadine erst einmal für zwei Tage auf die Krankenstation zu verlegen. Sie zeigte die ersten Anzeichen einer Drogenabhängigkeit, und auch die Blutwerte sprachen dafür. Nadine wurde mit Vitaminen aufgepäppelt und Beruhigungstabletten sollten über die ersten Anzeichen der Entzugserscheinungen hinweghelfen.

Nach zwei Tagen kam sie dann in eine neue Gruppe, die es erst seit knapp drei Wochen gab und die besonders betreut wurde. Hier waren sechs Mädchen untergebracht, die Ähnliches wie Nadine erlebt und zu verarbeiten hatten. Alle Mädchen waren im gleichen Alter wie Nadine. Alle hatten Probleme in der Schule und eben auch Erfahrungen mit Drogen. Nadine kam in ein Zimmer mit Michaela und hatte wie vorher auch ihr eigenes Abteil. Was die Gruppe jedoch vor allem von anderen unterschied, war, dass man hier auch den Unterricht gemeinsam bestritt. Zudem hatte man hier auch noch eine Lehrküche, die nach dem normalen Schulunterricht zur Anwendung kam. Die sechs Mädchen durften hier kochen lernen und sich somit selbst versorgen. Vom Einkauf bis hin zur Zubereitung lag alles in ihren Händen. Auch die Wäsche wurde hier selbst gemacht, das Gleiche galt für die Reinigung der Räumlichkeiten. Alles in allem kamen sie hier, so hofften die Psychologen, nicht auf dumme Gedanken und lernten für ihre Zukunft einiges dazu. Es war ein Experiment und stand noch in den Kinderschuhen, aber Nadine fand die Idee nicht schlecht. Irgendwie fühlte sie sich hier wohl, denn im Vergleich zu den letzten Wochen hatte Nadine erst mal wieder ein ›geregeltes‹ Leben.

Kerstin beobachtete Nadine sehr genau, sie hatte sie bewusst zu Michaela ins Zimmer getan, denn Micha hatte ähnliche Erfahrungen wie Nadine gemacht, war aber etwas ruhiger als sie. Michaela war eine gute Schülerin und war auf dem besten Weg, ihren Abschluss zu schaffen. Vielleicht würde sie Nadine mitziehen und Nadine so nochmals die Kurve bekommen. Alles hatte doch so toll begonnen! Mann, wenn sie daran dachte, was Nadine für eine tolle Stimme hat und diese Talentwettbewerbe ... das war damals doch echt etwas, wodurch Nadine Ziele entwickelt hatte. Kerstin verstand nicht, was passiert war, sie hatte nicht bemerkt, wie sehr Nadine in der anderen Gruppe nach Richys und Sabrinas Auszug gemoppt wurde. Sie hatte auch nicht bemerkt, dass Manuela Nadine versucht hatte fertigzumachen. Wieso nahm sie plötzlich Drogen, wie war sie da hinein geraten? Sie hatte versucht, Nadine darauf anzusprechen, hatte aber schnell gespürt, dass Nadine irgendwann, irgendwo das Vertrauen, das zwischen beiden mal bestand, verloren hatte. Sie kam nicht mehr an sie ran, sie reagierte aggressiv, wenn man sie nach Menge und Art der Drogen fragte, die sie genommen hatte, und sie wurde richtig sauer, wenn man versuchte herauszufinden, von wem sie sie hatte und wieso sie sie nahm. Kerstin ließ Nadine erst mal in Ruhe und beobachtete sie aus der Ferne. ›Mal sehen, was passiert‹, dachte sie. ›Vielleicht fängt sie sich noch mal.‹ So zumindest hoffte sie von ganzem Herzen. Sie wusste nicht, dass auch hier wieder das Schicksal in Nadines Leben eingreifen würde ...

Nadine fügte sich super in der Gruppe ein, sie mochte das Kochen sehr und hatte Spaß daran, die anderen kulinarisch zu verwöhnen und sie hatte Talent. Micha und Nadine wurden in sehr kurzer Zeit Freundinnen, und langsam gewann Nadine ihr Lachen zurück. Schulisch holte sie ihr Pensum schnell auf, ansonsten wirkte sie aber immer noch traurig und verletzt, aber man spürte auch, dass ihr die Gruppe gut tat. Nadine fragte die ersten vier Wochen weder nach Ausgang noch nach Zigaretten, sie tat so, als würde es sie nicht stören, nicht raus zu können. Nadine dachte einfach: Hier kann man ihr nicht weh tun, in dieser Höhle konnte sie sich verstecken und keiner kam an sie ran. Ihr Drang, hier rauszukommen, hatte sich gewandelt in Angst vor Freiheit. Nadine wollte diese Drogen nicht nehmen und wollte auch diesen Entziehungsschmerz nie wieder spüren. Hier kam niemand an sie ran und somit war sie auch sicher, nicht doch schwach zu werden. Denn es war schon ein tolles Gefühl, drauf zu sein, denn man fühlte sich leicht und emotionslos, man hatte Abstand zu seinem eigenen Ich und der realen Welt. Es störte sie nicht, dass sie an den Samstagen allein in der Gruppe saß, meist in ihrem Zimmer. Sie genoss die Ruhe, sie räumte auf und las Bücher, hörte Radio und kuschelte sich im Aufenthaltsraum in die Decke und sah fern.

Es war ruhig an diesem einen Samstag im Dezember. Es war kurz vor Weihnachten, als Nadine wieder einmal allein in der Gruppe war und der Abend hereinbrach. Sie kochte sich einen Tee und hatte den Fernseher im Gruppenraum angeschaltet. Sie nahm sich noch ein paar Kartoffelchips und den Tee, so kam sie in den Raum. Es liefen die Nachrichten. Sie hörte den Sprecher gerade sagen: »Wieder eine Drogentote in Berlin ...«

Nadine setzte sich auf die Couch und lauschte. Man fand die junge Frau auf einer Toilette im Bahnhof Zoo. Sie war gerade 19 Jahre alt. Man fand einen Brief bei ihr. Sie hatte sich wohl absichtlich den ›goldenen Schuss‹ gesetzt. Als Nadine das Bild sah, wurde sie kreidebleich. Trotz des Balkens, den man über die Augen gelegt hatte, war Sabrina deutlich zu erkennen.

Sie hörte nicht mehr zu, alles um sie herum verstummte. Auch wenn Sabrina ihr schreckliches angetan hatte, so waren sie doch einmal Freundinnen gewesen, und den Tod hatte Nadine ihr nie gewünscht. Sie sah Sabrina am Boden liegen nach ihrem heftigen Streit damals ... Und jetzt ... jetzt würde es noch nicht einmal die Möglichkeit geben, sich auszusprechen. Sie war tot. ›Richy ... Verdammt Richy! Das wird sie vom Hocker hauen!‹ tausende Gedanken schossen Nadine durch den Kopf. Nadine weinte und es tat ihr unendlich leid, dass Sabrina wohl keine Kraft mehr hatte, aus diesem Sumpf herauszukommen.

Völlig fassungslos saß Nadine auf der Couch, als Kerstin den Raum betrat. Sie erschrak, als sie Nadine so da sitzen sah. »Was ist passiert Nadine, was ist los?«

Nadine schrie: »SABRINA IST TOT!« Sie schrie es aus sich heraus und sah Kerstin total wirr an. Kerstin wurde kreidebleich und fragte noch mal ungläubig: »Unsere Sabrina?«

»JA!«, schrie Nadine abermals, »unsere Sabrina, die Frau von Richy, die, die ich vor ein paar Wochen noch verprügelt habe, weil sie mich hintergangen hat. Die SABRINA, der niemand geholfen hat, die jahrelang an der Nadel hing ... JAAAA, diese Sabrina hat sich im Bahnhofsklo den goldenen Schuss gesetzt, sich selbst umgebracht.« Nadine war am Boden zerstört, alles kam wieder hoch, alles tat wieder weh und alles war für sie wieder sinnlos. »Scheiß Leben!«, sagte Nadine leise, stand auf und rannte an Kerstin vorbei in ihr Zimmer.

Kerstin saß vor dem Fernseher und war fassungslos. Wie konnte das passieren? Sie dachte, Sabrina sei clean und lebte harmonisch mit Richy zusammen. Doch weit gefehlt! Hatte sie als Erzieherin versagt? Wusste sie wirklich so wenig über ihre Mädels? Sie konnte nicht auf alle aufpassen, das war ihr klar, aber trotzdem hätte sie vielleicht engagierter sein müssen. Sie hatte nach dem Auszug der beiden nicht mehr an sie gedacht. Sie war hier mit den anderen beschäftigt. In einem Heim, wo nur Mädchen aus schwierigen Familienverhältnissen, Drogenabhängige, Straßendirnen und gewalttätige Rowdys lebten, gab es kein DANACH für die, die ausgezogen waren. Die Arbeit der Erzieher hörte auf, wenn das Tor sich hinter den Jugendlichen schloss. Kerstin hörte in sich hinein und befand, dass sie keine Schuld hatte. Sie redete sich ein, dass andere hätten helfen müssen. Sabrina war auch eines dieser Mädchen, ähnlich wie Nadine, die Schlimmes erlebt hatten, und wer einmal in solchen Kreisen seine Gehversuche gemacht hatte, kam da so einfach nicht wieder raus. Kerstin hatte ihrem Mann versprechen müssen, solche Sachen nicht an sich heranzulassen, das eine war ihr Job und das andere ihr Privatleben. Also, sie hatte mit der Sache nichts mehr zu tun. Kerstin stand auf und schaltete den Fernseher aus, redete sich ein, dass es Schicksal war und keiner etwas dafür konnte. Im Inneren jedoch, ganz tief in der Ecke des Gewissens, wusste sie, dass sie sich in diesem Moment wieder einmal selbst belog.

Nadine lag auf ihrem Bett und sah sich alte Fotos an. Sie sah sich neben Sabrina und Richy – lachend. Dieses Foto wurde bei ihrem ersten Talentwettbewerb gemacht. Sabrina hatte ihr damals den Schnaps ausgegeben. Traurig dachte Nadine an diese Zeit zurück. ›Da waren wir alle noch glücklich hier. Wir waren eine kleine eingeschworene Gruppe, Manu, Sabrina, Richy, Madleen, Suse und die kleine dicke Annegret, all die Mädels aus der Gruppe im zweiten Stock, wir waren Freunde. Was ist nur passiert, dass alles so grausam auseinander brechen musste?‹ Richy war immer das Oberhaupt gewesen und hatte mit seiner freundlichen Strenge die Mädels im Griff gehabt. Seine Erscheinung als männliche Lesbe hatte ihm in der Gruppe Respekt verliehen und er war nie unfair oder intrigant. Nach dem Auszug von Richy und Sabrina hatte Manu versucht, in die Fußstapfen von Richy zu treten, nur waren die viel zu groß und Manu dem nicht gewachsen. Manu hatte genau entgegengesetzt agiert und somit hat keiner keinem mehr vertraut und die Idylle in der Gruppe zerbrach. Nadine hatte es damals am eigenen Leib zu spüren bekommen, wie fies und verlogen Manu sein konnte, und innerhalb von Sekunden wurde aus dem Geborgenheitsgefühl in der Gruppe Angst, Angst davor, hier weiter leben zu müssen. Aus einem Heim wurde für Nadine ein Knast, aus einem anfänglichen Glück, hier ein Zuhause gefunden zu haben, ein unerträglicher Zwang.

Es klopfte leise an der Tür. Kerstin kam herein. »Richy ist am Telefon.«

Nadine war in der Zwischenzeit eingeschlafen, der Kummer war ihr ins Gesicht geschrieben. Als sie hörte, wer anrief, war sie hellwach. Sie rannte den Gang entlang, um in den Gruppenraum zu gelangen. Sie griff nach dem Hörer und hörte die Stimme ihres besten Freundes. Richy weinte laut, als Nadine

»Hallo« sagte. Er schrie fast und seine Einsamkeit war fast greifbar. Nadine weinte mit ihm, und hätte ihn so gerne in den Arm genommen. Sie spürte, er brauchte sie jetzt. Nadine versprach, zu ihm zu kommen, sobald sie konnte und blickte bei diesem Satz Kerstin fest in die Augen. Diese überlegte nicht lange und nickte. »Richy«, sagte Nadine, »ich bin in einer Stunde bei dir. Ich packe nur schnell ein paar Sachen zusammen, und dann komme ich. Versprochen.«

Als Nadine auflegte, sagte sie zu Kerstin: »Ich gehe zu Richy, und nichts und niemand kann mich davon abhalten. Und wenn ich aus dem Fenster springen muss, ich gehe!«

Kerstin streichelte Nadines verweintes Gesicht. »Nein, das musst du nicht. Pack ein paar Sachen, ich fahre dich hin. Du darfst bis morgen Abend bleiben, ich hole dich wieder ab. Das ist ein Sonderurlaub, alles Weitere regeln wir dann am Montag. Sonntagabend um 20 Uhr stehe ich vor Richys Tür und nehme dich dann wieder mit, okay?«

Nadine schaute Kerstin das erste Mal nach Monaten wieder liebevoll an und sagte aus tiefsten Herzen: »DANKE!« Sie nahm Kerstin in den Arm und flüsterte: »Das werde ich dir nie vergessen, ich verspreche dir, Sonntagabend freiwillig mitzukommen – ohne Diskussionen.«

Es war bitterkalt, als Nadine aus Kerstins alten Ford Capri stieg. Es hatte zu schneien begonnen, so als ob der Himmel weinte. Nadine drehte sich noch mal zu Kerstin um und sagte: »Komm doch morgen hoch, wenn du mich abholst. Richy würde sich bestimmt freuen. Du könntest schon um 18 Uhr kommen, dann haben wir drei noch ein paar Stunden.«

Kerstin fand die Idee gut und sagte zu. Sie sah Nadine nach, als sie zur Haustür ging und startete den Motor. Der Summer öffnete bereits die Tür.

Richy stand am Treppengeländer und man sah ihm an, wie fertig er war. Nadine zerbrach es fast das Herz. Er umarmte Nadine kurz und ging mit ihr hinein. »Die Polizei war da«, erzählte er kurz, »man hat bei Brina ’nen Abschiedsbrief gefunden, in dem auch du erwähnt wirst. Da Brina hier polizeilich gemeldet ist ...« Richy stockte, »... war ... hat man mich natürlich als Erstes informiert, erst dann kam es im Fernsehen. Was ist passiert?«, fragte Richy nun Nadine.

»Wie meinst du das?«

»Ich habe eine Kopie des Briefes und darin schreibt Brina, dass sie dir Schlimmes angetan hat. Sie schreibt, dass sie dein Leben zerstört hat und du sie zurecht hasst.«

Nadine wurde blass. »Hat sie sich deswegen das Leben genommen?«

»Nein«, sagte Richy, »ich denke, sie hat es getan, weil sie wusste, sie kommt von dem Dreckszeug nicht mehr los. Sie war krank, ihre Nieren waren kaputt und auch der Magen war zerfressen. Sie hatte ständig Schmerzen, aber ins Krankenhaus wollte sie nicht, denn da hätte sie entziehen müssen, bevor man sie operiert hätte, und davor hatte sie Angst.« Richy fing an zu weinen. »Hätte ich sie doch nur dazu gezwungen, hätte ich doch nur mehr versucht, sie clean zu bekommen, dann würde sie noch leben. Ich ... ich bin an allem schuld. Mann, sie war meine Frau, ich habe sie geliebt, wir beide haben so viel erlebt ... Und nun? Jetzt sitze ich hier und kann nichts mehr für sie tun.«

Nadine streichelte Richys Arm und versuchte, so gut sie konnte zu trösten. Richy ging in die Küche und holte sich eine Flasche Wein. »Magst du auch einen?«, fragte sie Nadine. Nadine nickte.

Beide saßen auf der Couch in dem kleinen Wohnzimmer und trauerten um einen Menschen, für den endlich die ersehnte Ruhe eingekehrt war. Sabrina hatte Frieden mit sich und der Welt gemacht. Es war nicht der richtige Weg, sicherlich, aber wer entscheidet das, wenn nicht sie selbst?

Richy fragte Nadine nun wieder, was zwischen den beiden vorgefallen war, aber Nadine entschied, nichts zu erzählen. Sie wollte Brina nicht nach ihrem Tod noch schlecht machen. Sie hatte damals auf dem U-Bahnhof das bekommen, was sie verdient hatte. Die Prügel, die Nadine ihr beschert hatte, war genug. Sie hatte nichts davon, jetzt alles preiszugeben. Brina sollte in Frieden ruhen. Nadine sagte Richy genau das, Richy verstand es und fragte nicht weiter nach. Nadine war traurig darüber, dass sie keine Möglichkeit mehr hatte, mit Sabrina ihren Frieden zu machen, deshalb hielt sie nun den Mund und schwieg. Sie schloss innerlich Frieden mit Brina und fühlte, wie eine Last von ihr fiel.

Beide Mädels, Richy und Nadine, saßen noch lange da und erzählten sich von den alten Zeiten, die Flasche Wein tat ihr Übriges und irgendwann schliefen sie leicht beschwipst ein.

Nadine wurde vom Geklapper in der Küche wach. Richy machte Frühstück und Nadine roch den frischen Kaffee. Verschlafen kuschelte Nadine sich noch mal in die Decke und dachte an die alten Zeiten. Heute kann sie sagen, dass Richy ihre beste Freundin ist und sie stolz darauf ist, dieses lesbische

Mädchen getroffen zu haben. Mit ihren 21 Jahren hatte auch sie sehr viel erlebt, und das jetzt mit Brina, so glaubte Nadine, war das Schlimmste bisher.

Man sah Richy kaum an, dass er eigentlich eine Frau ist. Er war groß, etwas mollig und die Haare trug er kurz rasiert. Seine Tattoos auf den Armen und der Ohrring im linken Ohr zeigten, dass er anders war als andere, zumal er auch eine sehr tiefe Stimme hatte. Nadine liebte diesen Knuddelbär und sorgte sich maßlos um ihn.

Richy kam ins Wohnzimmer und lächelte Nadine an. »Hey Kleine, du bist ja schon wach. Ick hab uns wat zu futtern gemacht.«

Nadine setzte sich aufrecht und lächelte verschlafen. Richy sah müde aus, nicht weil er zu wenig geschlafen hatte, sondern so richtig des Lebens müde. Er tat zwar so, als wäre alles okay, aber Nadine kannte ihn schon lange und wusste, dass er litt. Er tat immer so cool und so erwachsen, aber im Grunde genommen war er genau das Gegenteil: sensibel, empfindlich und im Inneren tief verletzt.

Sie saßen beide am Tisch und schwiegen, tranken Kaffee und knabberten gedankenverloren an ihren Brötchen, als es plötzlich an der Tür klingelte. Richy sah Nadine an. »Wer will denn morgens um acht schon wat von mir?«, und stand dabei auf und drückte auf den Summer.

Ein paar Minuten später standen ein Polizist und eine Polizistin vor der Tür und baten um Einlass. Nadine wurde blass, als sie die beiden Beamten hier sah, aber die schienen sich überhaupt nicht für Nadine zu interessieren.

»Können wir uns setzen?«, fragte die Polizistin.

»Ja klar«, sagte Richy.

»Wir wollen auch gleich zur Sache kommen. Waren sie mit Frau Köhler auch intim zusammen?«

»Ja«, sagte Richy, »Brina war meine Partnerin. Wieso fragen Sie?«

»Die Obduktion hat ergeben, dass Ihre Freundin einen seltenen Virus hatte, der noch unerforscht ist. Wir wissen nur so viel, dass er übertragbar ist und tödlich endet. Ihre Freundin war letzte Woche im Krankenhaus in Neukölln und man hatte ihr diese Diagnose offenbart. Wir nehmen nun an, dass sie deswegen den Freitod wählte. Dieses Virus ist wie gesagt bei uns erst kürzlich entdeckt worden. Es wurde aus Afrika eingeschleppt und ist normalerweise oft bei männlichen Homosexuellen zu finden. Drogenabhängige können durch das geschwächte Immunsystem und den häufigen Besteckwechsel schneller angesteckt werden und so scheint es mit Sabrina auch gewesen zu sein. Frau Schulze, wir müssen wissen, wann und wo sie das letzte Mal sexuellen Kontakt mit Frau Köhler hatten und wir müssen Ihr Blut analysieren, um festzustellen, ob Sie diesen Virus auch in sich tragen. Zudem müssen wir wissen, wer eventuell mit Sabrina in Kontakt war und sich somit auch angesteckt haben könnte.«

Nadine wurde blass, als sie das alles hörte. Die Polizistin nahm das sofort wahr und fragte nun, ob Nadine Sabrina auch kannte. Nadine nickte. »Hattest du auch sexuellen Kontakt zu ihr?«

Nadine verneinte und erklärte sofort, dass man vor vier Wochen erst einen Bluttest gemacht hatte im Heim und der in Ordnung war.

Die Polizistin klärte sie darüber auf, dass der nicht ausreichen würde und man hiernach gesondert suchen müsste. »Kennst du jemanden aus dem Bekanntenkreis von Sabrina?«

Nadine erzählte der Polizistin von dem Freier, der in Zehlendorf wohnte. Sie konnte sich zwar nicht mehr an die Hausnummer erinnern, aber sehr wohl an den Namen und die Straße. Die Beamtin schrieb alles auf und bat die beiden Mädchen, mit ins Virchow Krankenhaus zu kommen, um einen Bluttest zu machen. Der Test würde nicht lange dauern, erklärten sie ihnen, und nach der Blutentnahme dürften beide wieder gehen. Das Ergebnis bekämen sie dann schriftlich zugeschickt. Sollten sie sich angesteckt haben, würde man ihnen helfen, so versprach es die Beamtin.

Richy und Nadine willigten ein und zogen sich an, um mit den Beamten ins besagte Krankenhaus zu fahren. Nadine hatte Angst, denn sie hatte nicht nur das Spritzbesteck von Brina benutzt, sondern auch mit ihrem Freier Geschlechtsverkehr gehabt. Wenn der Typ sich nun vorher bei Brina angesteckt hatte? ›Ach nein‹, dachte Nadine, ›der hatte ja 'n Kondome benutzt.‹ Das also fiel schon mal weg, blieb aber immer noch die Nadel. Was musste Richy jetzt denken, denn schließlich waren die beiden auch intim. ›Oh Mann‹, dachte Nadine, ›Brina hinterlässt 'nen riesen Scherbenhaufen.‹

Im Krankenhaus angekommen wurden Richy und Nadine sofort zur Untersuchung bugsiert. Der Arzt war jung und unheimlich nett. Er erklärte den beiden erst einmal ganz genau, was dieser Virus anrichten und wie man sich davor schützen konnte. Dann entnahm er beiden mehrere Röhrchen Blut, dann durften sie gehen.

Nadine hakte sich bei Richy ein, der leichenblass war, und Nadine fragte vorsichtig, wann sie das letzte Mal Sex hatten. Richy erzählte, dass Brina zwei Tage vor ihrem Tod noch mal bei ihr war. »Der Abend war super«, erzählte er, »nur als sie dann nach dem Sex sofort gehen wollte, kam es zu einem heftigen Streit. Brina hat mit dem Weinglas nach mir geschmissen und ist dann stinksauer abgehauen.« Richy weinte. »Wir haben uns im Streit getrennt und hatten keine Möglichkeit, noch mal zu reden. Warum tut sie mir das an? Warum lässt sie mich so leiden? Ich habe sie doch geliebt.«

Nadine nahm Richy in den Arm und flüsterte: »Sie wusste es nicht besser.«

Drei Wochen sollten beide nun warten, um zu erfahren, ob sie sich mit diesem Virus angesteckt hatten oder ob sie weiter leben durften. Richy und Nadine gingen gemeinsam nach Hause und warteten auf Kerstin. Das angefangene Frühstück schmeckte beiden nicht wirklich. Sie saßen gemeinsam am Tisch und keiner von beiden wusste, was er sagen sollte. Nadine machte sich Sorgen um Richy, sie hatte große Angst, auch noch diesen ihr so wichtigen Menschen zu verlieren. Sie hatte doch sonst niemanden. Sie liebte Richy wie einen Bruder – oder eine Schwester, ach, scheiß egal ... Sie brauchte ihn und wollte ihn nicht verlieren.

Gedanken versunken saßen beide da und schwiegen, ohne dass sie das einander übel nahmen. Beide verband ein tiefes Vertrauen und eine ebensolche Freundschaft, deshalb verstanden beide, dass der andere nicht reden wollte.

Das Klingeln an der Tür ließ beide aufschrecken. Richy öffnete, es war Kerstin. Wortlos ließ Richy sie herein. Kerstin spürte die komische Stimmung und fragte sofort, was passiert war. Nadine erfasste das Wort und erklärte in kurzen Sätzen, was sie am Morgen erfahren hatten.

»Oh Mann«, schrie Kerstin, »wie kann das passieren?« Sie setzte sich und fing wieder an, sich Vorwürfe zu machen.

Richy war es, der sie unterbrach und sagte: »Du kannst am allerwenigsten beeinflussen, wie es deinen Schafen nach ihrem Auszug aus dem Knast ergeht. Du bist nicht dazu verpflichtet, dich auch noch nach dieser Zeit zu kümmern. Du hast dein Bestes in den zwei Jahren Ollenhauer getan und hast sehr, sehr viel gegeben. Also, mach du dir keine Gedanken. Du bist nicht schuld – Schuldzuweisungen sind hier sowieso fehl am Platz. Sabrina hatte so viele Möglichkeiten, auf den richtigen Weg zu kommen, ganz abgesehen von meinen Bemühungen. Sie hat vier Therapien gemacht, die sie immer wieder abgebrochen hat, sie hatte zwei Jobs, die sie nicht behalten konnte. Sie hatte meine Liebe, die sie auch nicht mehr wollte ... Nein, Kerstin, du und auch ich und alle anderen haben keine Schuld, es war Sabrina, die es nicht wollte. Zu einem Entzug gehört in erster Linie eigener Willen, dann erst die Hilfe anderer. Ich habe sie geliebt und habe alles gegeben, du hast das getan, was eine Erzieherin tun kann. Die Ämter haben ihr Bestes gegeben ... Brina wollte nicht clean werden. So hart das jetzt auch klingt, es ist so.«

Kerstin sah Richy an und wusste tief im Innersten, dass sie recht hatte, trotzdem blieb ein fader Beigeschmack.

Nadine musste gehen und tat das nur ungern. Kerstin konnte ihr aber keinen weiteren Tag erlauben, sonst würde sie Ärger bekommen. Schon diese Aktion hier hatte sie erklären müssen, ein oder zwei Tage länger würde auch für Kerstin richtig Ärger einbringen. Nadine verstand das und ging, wenn auch widerwillig. Richy versprach anzurufen, und Nadine versprach, bei dem nächsten Ausgang bei ihr zu sein. Richy küsste Nadine auf die Stirn und sagte: »Versprich mir, dass du keinen Ärger machst. Bleib im Heim und halt die Füße still. Ich brauche dich – wir brauchen uns beide, und es bringt uns nichts, wenn du Ausgangssperre kriegst und nicht raus kannst.«

Nadine drückte Richy und versprach es ihm.

## *Der Schock*

3 Wochen später ...

Nadine hielt, was sie Richy versprochen hatte, denn sie hatte auch gar keine Lust auf Theater und Stress, die Angst ließ sie nicht in Ruhe. Sie war froh, in der Obhut der Ollenhauer zu sein und Kerstin half ihr, die Angst in den Griff zu bekommen. Am Tag, als der Brief mit den Blutergebnissen kam, war es ruhig in der Gruppe.

Nadine hatte eine leichte Grippe und lag eingekuschelt auf der Couch, als Kerstin mit dem Umschlag den Aufenthaltsraum betrat. Sie setzte sich zu Nadine und gemeinsam öffneten sie gespannt den Brief. Kerstin las ihn und schaute Nadine ernst an. Nadine zappelte unruhig herum. Kerstin lächelte und sagte: »Du hast Glück gehabt, Kleines, du bist gesund, kein Virus.«

Nadine sprang auf, umarmte Kerstin und weinte und schrie und jubelte. Kerstin fiel ein riesigen Stein vom Herzen; sie hätte es nicht verkraftet, wenn Nadine an diesem Virus erkrankt wäre. Kerstin nahm Nadine in den Arm und freute sich mit ihr.

Nadine wollte gleich Richy anrufen, sprang zum Telefon und wählte seine Nummer, aber es ging niemand ran. ›Vielleicht hat Richy seinen Brief noch nicht, und wahrscheinlich wird er arbeiten sein. Ich probiere es am Abend noch mal.‹

Der Tag war so schön und Nadine freute sich darüber, keine Angst mehr haben zu müssen. Sie ging in ihr Zimmer und legte sich hin. Sie wollte bis zum Wochenende gesund werden, damit sie Richy besuchen konnte. Sie schlief ein.

Als sie erwachte, war es schon dunkel und im Flur war es laut. Nadine stand auf und ging in die Küche, die Mädels machten gerade Abendbrot und konnten sich nicht einigen, wer was machen sollte.

»Mann, was macht ihr für einen Krach?«, fragte Nadine verschlafen.

Michaela lachte. »Du fehlst eben in der Küche, aber mit deinem Schnupfen machen wir das Essen lieber selber.«

Nadine winkte ab und griff wie zur Bestätigung nach der Küchenrolle, um sich mit einem Stück davon die Nase zu putzen. Alle lachten und schoben Nadine auf die Couch. »Ab mit dir, du krankes Huhn! Wir bringen dir dein Essen an die Couch.«

Nadine stand aber sofort wieder auf, nachdem sich die Mädels wieder in die Küche begeben hatten und ging ans Telefon. Sie wählte nochmals Richys Nummer, aber auch diesmal klingelte es, ohne dass jemand den Hörer abnahm. ›Hm‹, dachte Nadine, ›komisch, aber okay, wenn was Schlimmes geschehen wäre, hätte Richy schon angerufen.‹

Sie legte auf und zählte die Tage bis Freitag. Noch zwei Tage, dann hatte sie Ausgang und würde zu Richy fahren.

2 Tage später ...

Nadine machte sich auf den Weg zu Richy. Kerstin hatte sich dafür eingesetzt, dass Nadine über Nacht bleiben durfte. Sie füllte den Urlaubsschein aus und wollte dann mit Richy mal wieder einen Talentwettbewerb besuchen. Feiern, dass sie beide glimpflich aus der Sache rausgekommen waren. Sie hatte

Richy auch heute nicht erreicht, aber sie wollte es sich nicht nehmen lassen, Richy zu besuchen. Sie hatte Kerstin versprochen, sofort anzurufen, wenn sie Richy erwischt hatte.

Nadine stand vor der Eingangstür und drückte kräftig auf die Klingel, doch nichts geschah. Langsam machte sie sich Sorgen. Noch mal klingelte sie, und wieder passierte nichts. Dann fiel Nadine ein, dass ja der Hausmeister einen Schlüssel hatte, und wenn Richy länger weg war, wüsste der vielleicht Bescheid. Also drückte sie auf die Klingel von Herrn Burger, prompt wurde der Summer betätigt. Herr Burger stand am Podest, als Nadine die ersten Stufen nahm und fragte ruppig, was sie wollte. Nadine fragte, ob er wusste, wo Frau Schulze war und erklärte ihm, dass sie nun schon seit Tagen versuchte, sie anzurufen. Der Hausmeister sah sie an und sagte: »Kleine, der ist im Krankenhaus. Ick hab seine Schlüssel, um uff de Bude uffzupassen. Den haben se abgeholt vor ’ner Woche, gloob ick. Der liecht im Virchow.«

Nadine wurde blass. Richy im Krankenhaus? Sie ahnte Furchtbares. »Danke«, sagte sie hastig und rannte aus dem Haus. Sie rannte den ganzen Weg zurück zur U-Bahn und rief als Erstes Kerstin an. Die war erschüttert, als sie Nadines Bericht hörte. Sie hatte gleich Schichtwechsel und bat Nadine, am U-Bahnhof zu warten. »Ich hole dich ab«, sagte sie, »und wir fahren gemeinsam zum Virchow Krankenhaus.«

Nadine willigte ein, diese Warterei kam ihr dann aber wie eine Ewigkeit vor. Sie hatte Angst um Richy, richtige Angst. Was wäre, wenn sich Richy bei Brina angesteckt hatte? Der Arzt sagte, dass dieser Virus tödlich sei. ›Mann, dieser Rattenschwanz an Konsequenzen, den Brina da immer noch hinter sich herzieht, ist doch grausam.‹ Nadine wurde schlecht bei dem Gedanken, Richy zu verlieren. Er war doch ihr einziger wahrer Freund. Und er hatte das nicht verdient.

Sie hörte Kerstin hupen, lief zum Auto und stieg hastig ein. Kerstin sah Nadine besorgt an und sagte: »Ich habe schon im Virchow angerufen. Wir bekommen zwar keine Auskunft, aber wir dürfen sie besuchen.« Kerstin nahm Nadines Hand und sagte leise: »Du musst jetzt tapfer sein! Sollte Richy wirklich diesen Immunvirus haben, dann musst du da sein für sie. Versprichst du mir das?«

Nadine kullerten die Tränen und sie zitterte am ganzen Leib. »Glaubst du wirklich, dass sie sich angesteckt hat?«

»Möglich ist es auf jeden Fall. Sie war Brinas Partner und sie hatten Sex. Selbst wenn Brina zu dem Zeitpunkt noch nicht wusste, was in ihr schlummert, ändert das ja nichts daran, dass sie Richy vielleicht angesteckt hat. Aber ich denke, die Ärzte werden alles dafür tun, um Richy zu helfen. Lass uns erst mal schauen, was wirklich los ist, okay?«

Nadine nickte und schaute aus dem Fenster. In ihren Gedanken herrschte das reinste Chaos. Sie wollte nicht noch jemanden verlieren und schon gar nicht den wichtigsten Menschen in ihrem Leben. Richy war immer für sie da und sie war der raue herzliche Freund, den Nadine brauchte, um aufrecht stehen zu können. Wenn man ihr diesen Menschen nahm, würde sie ihren Halt verlieren. Nadine sah Richy vor ihrem inneren Auge und sah ihn, wie er damals zu ihrem Geburtstag mit ihr lachte, sie sah ihn beim Talentwettbewerb, wie er sie anstarrte, als sie gesungen hat und wie er gejubelt hat, sie sah die Tränen, die er geweint hat, als Brina ihn verlassen hatte und sie sah die Wut auf Brina, als sie die beiden damals in der U-Bahn für einen Freier hatte stehen lassen.

Sie waren am Krankenhaus angekommen und gingen hinein. An der Information erkundigten sie sich, auf welcher Station Richy lag und fuhren mit dem Fahrstuhl zur Inneren. Im Zimmer angekommen sah Nadine Richy im Bett liegen und in seinem Arm steckte eine Infusion. Als Richy Nadine sah, lächelte er und sie rannte auf ihn zu und umarmte ihn. Tränen rannen ihr übers Gesicht, als die vielen Fragen aus ihr heraus sprudelten.

Richy sah Nadine an und fragte: »Alles okay bei Dir, Kleine?«

Nadine lächelte. »Ja, aber was ist mit dir?«

Richys Gesicht wurde ganz grau. »Kleine, setzt dich.«

Nadine setzte sich auf den Bettrand und Richy erklärte ihr, dass er sich tatsächlich angesteckt hatte. Nadine sah ihn erschrocken an und wurde blass im Gesicht. »Die Ärzte haben festgestellt«, erklärte Richy nun, »dass man mit diesem Virus sehr alt werden kann, wenn man sich an ein paar Regeln hält. Man erforscht diese ganzen Sache noch, aber ihn zu haben, heißt nicht gleich, auch daran sterben zu müssen. Man darf eben nicht ernsthaft krank werden, weil dieser Virus das Immunsystem schwächt. Das heißt Schnupfen und Husten sowie andere bakterielle Krankheiten können dann gefährlich werden. Dazu kommt, dass ab sofort jeglicher Geschlechtsverkehr ohne Kondom für mich strafbar ist, weil ich den anderen dann in Lebensgefahr bringen kann. Der Virus wird wohl durchs Blut übertragen.«

Nadine war geschockt, als sie das hörte. Sie begann zu weinen, hatte so eine Angst um Richy. Kerstin stand sprachlos daneben. Nadine hasste Sabrina, sie hatte nicht nur ihr geschadet, sondern den besten Freund, den sie hatte, zum Tode verurteilt. Richy sah die Verzweiflung in Nadines Augen und streichelte ihre Hand. »Hey Kleine, wat macht die Musik?«

»Ick war schon lange nicht mehr singen«, sagte Nadine recht teilnahmslos.

»Wenn ick hier raus komme, dann gehen wir gemeinsam hin und Du versprichst mir, dat du det durchziehst, egal wat kommt, okay?«

Nadine versprach es und hoffte, dass man Richy hier helfen konnte. Sie saß noch lange an seinem Bett und redete mit ihm, sie erzählte ihm nichts von all dem, was Sabrina ihr angetan hatte, denn er musste mehr leiden als sie, und so verschwieg sie ihm, wie sehr auch sie noch heute unter ihr zu leiden hatte.

Es war spät am Abend, als sie das Krankenhaus verließ. Kerstin fuhr sie in die Ollenhauer zurück. Lange lag sie in der Nacht wach und dachte über all das nach, was in den letzten Monaten passiert war. Wenn Richy jetzt auch noch gehen würde – das wäre einfach das Schlimmste, was passieren könnte. Sie wollte gleich morgen wieder ins Krankenhaus gehen und Richy besuchen.

Den nächsten Tag verbrachte sie wieder bei Richy und auch am Montag, gleich nach dem Unterricht ging sie zu Kerstin und gab ihr Bescheid, dass sie zu Richy fahren würde. Kerstin erlaubte es und Nadine machte sich auf den Weg. Im Krankenhaus angekommen kaufte Nadine noch etwas zum Naschen und fuhr mit dem Fahrstuhl nach oben. Richy lag im Bett und las

Zeitung. Als Nadine das Zimmer betrat, strahlte er. »Hey Kleine, schön dat de wieder da bist.« Richy begann zu husten und das klang schlimm, wie ein Rasseln aus tiefster Brust. Nadine schaute ihn besorgt an, doch er tat so, als wäre es nicht schlimm. »Hab mich erkältet«, schniefte er, »wird schon wieder.« Er kramte in seinem Nachtschrank und gab Nadine seinen Schlüssel. »Wenn du kannst, bring mir doch bitte beim nächsten Mal Klamotten mit. Du findest alles im Schlafzimmerschrank, mein Waschzeug steht im Bad.« Sie nahm den Schlüssel und versprach, das gleich am nächsten Tag zu erledigen. Richy sah nicht gut aus, er war blass und seine Augen lagen tief in den Höhlen. Nadine hatte Angst um ihn.

Sie redeten wieder sehr lange und sie musste Richy drei Dinge versprechen: Sie sollte sich bei Lucas melden, mit der Musik weiter machen und auf sich aufpassen. In die Hand versprechen musste sie ihm das. »Wenn ick wirklich mal nich mehr bin, Kleine, dann will ick, dat wenigstens du deinen Weg machst.«

Nadine fing an zu weinen. »Ey«, sagte sie, »du hast mir versprochen, dat du gesund wirst.«

Richy lachte nun. »Na klar werde ick gesund, aber man weiß ja nie. Besser isset, schon vorher allet geklärt zu haben.« Und wieder hustete Richy heftig.

Es war spät geworden. Nadine musste los, versprach aber, am nächsten Tag zu kommen und die Sachen mitzubringen. Sie gab Richy zum Abschied einen Kuss auf die Stirn. Er winkte ihr zu. Sie verließ mit einem unguten Gefühl das Zimmer.

Als sie im Heim ankam, fragte Kerstin, ob alles okay sei. Nadine erzählte ihr von dem heutigen Tag und Kerstin bot ihr an, die Sachen aus Richys Wohnung gemeinsam zu holen.

Am nächsten Tag fuhren sie in Richys Wohnung, Nadine packte seine Sachen und fand dabei ein Bild, auf dem Sabrina, sie und Richy zusammen zu sehen waren. Sie nahm es und packte es zu den Sachen. Dann machten sie sich auf den Weg ins Krankenhaus. Sie stiegen gerade aus dem Fahrstuhl, als schon der Stationsarzt auf sie zukam. »Sind Sie die Freundin von Ricarda Schulz«, fragte er vorsichtig.

Nadine erschrak. »Ja ... Was ist denn los?«

Der Arzt formulierte sehr vorsichtig: »Ricarda liegt auf der Intensivstation, sie hat eine Lungenentzündung und ihr Kreislauf ist gestern Nacht zusammengebrochen. Momentan ist sie stabil und sie bat mich, Ihnen zu sagen, dass Sie sich keine Sorgen machen sollen.«

Nadine drehte durch. Sie schrie: »Wo ist er?« Sie brüllte den Arzt regelrecht an und schrie: »Richy, er heißt Richy! Er mag es nicht, Ricarda genannt zu werden. Und er ist ein Mann, auch wenn er rein körperlich eine Frau ist.« Sie schrie und weinte. »Lasst mich zu ihm, ich will ihn sehen!«

Der Arzt wurde nervös und sagte leise: »Beruhigen Sie sich, ich werde es mir merken, okay? Richy liegt auf der Intensivstation, da dürfen Sie nicht so ohne Weiteres rein.«

Unter Tränen bettelte Nadine den Arzt an: »Bitte, bitte, lassen Sie mich zu ihm. Er ist mein Freund, bitte.«

Der Arzt hatte Mitleid und führte Nadine zur Intensivstation. Sie bekam Schutzkleidung und durfte dann zu ihm. Als sie Richy an den vielen Schläuchen und Apparaten angeschlossen sah, dachte sie schon, er sei tot. Aber als Nadine näher an sein Bett trat, öffnete Richy langsam die Augen. Er sah müde aus, so richtig vom Leben gezeichnet und von dem ewigen Kampf, das es mit sich brachte. Nadine erschrak und wusste insgeheim, dass Richy keine Kraft mehr hatte zu kämpfen. Alles was er je geliebt hatte, hat er verloren. Alles was ihm wichtig war, war mit Brina verschwunden. Nadine nahm das Bild aus der Reisetasche und stellte es auf den Nachtschrank. Als Richy es sah, begann er zu weinen. Nadine legte ihren Kopf auf seine Brust und weinte mit ihm, seine Hand streichelte ihr Haar. Leise sagte Nadine: »Bitte lass mich nicht allein, ich brauch dich doch. Du bist alles, was ich habe.« Richy hustete wieder heftig und Nadine schaute ihn an. »Kämpfe«, sagte sie leise, »kämpfe, um gesund zu werden. Du darfst nicht gehen.«

Richy sah sie an und lächelte. »Du bist stark genug, Kleine. Du schaffst das auch ohne mich.« Dann schloss er die Augen und hielt Nadines Hand. Bald war er eingeschlafen. Sein Atem ging langsam und das Rasseln in der Brust war deutlich zu hören.

Der Arzt kam und bat Nadine, das Zimmer zu verlassen. Sie stellte die Reisetasche ins Bad, streichelte noch mal Richys Wange und verlies wie betäubt das Zimmer.

Es war das letzte Mal, dass Nadine Richy sah. Er starb am 14. Januar 1977 in der Nacht von Freitag auf Samstag. Nadine, war nicht bei ihm. Als sie am Sonntag ins Krankenhaus kam, hielt der Arzt sie auf und sagte ihr, dass sie nichts mehr für ihn tun konnten. Nadine brach zusammen.

Diesen und auch die nächsten Tage nahm sie kaum wahr. Der Arzt gab Nadine eine Beruhigungsspritze und gab Kerstin Tabletten für die nächsten Tage mit.

Richy war nicht mehr da, sie hatte auch ihn verloren. Was für einen Sinn hatte das Ganze? Die Gedanken kreisten in Nadines Kopf und sie zerbrach innerlich noch ein Stückchen mehr. Richy wurde nicht einmal 20 Jahre, ein Mensch, der sein Leben lang freundlich und hilfsbereit war, ein Mensch, der der Liebe wegen sterben musste. Nadine würde diesen Tag in ihrem Leben nie vergessen. Sie verlor das erste Mal in ihrem jungen Leben einen Menschen, den sie liebte.

2 Monate später ...

Es wurde Frühling in Berlin, die Tage begannen früher, es war freundlicher, wärmer, doch Nadine vegetierte vor sich hin. Sie hatte die Beerdigung von Richy nicht miterlebt; sie wollte nicht sehen, wie man ihn zu Grabe trägt. Sie hatte an diesem Tag allein in ihrem Zimmer Abschied genommen, den ganzen Tag hatte sie geweint. Dann war sie wie ausgedörrt. Das Bild, das sie ihm damals mitbrachte, hatte sie bekommen. Oft schaute sie darauf und es machte sie traurig. Sie hatte zu nichts mehr Lust. Der Unterricht lief an ihr vorbei, sie saß nur teilnahmslos da, ihre Gedanken waren trübe. Sie hatte keinen Mut mehr, alles was ihr wichtig war, war mit Richy gegangen. So einen Freund würde sie nie wieder finden.

Auch Kerstin schaffte es nicht, Nadine aus dieser Lethargie zu befreien. Immer wieder ermunterte sie sie Nadine, wieder mit dem Singen anzufangen, aber Nadine war alles egal.

An einem sonnigen Samstag bekam Nadine unerwarteten Besuch, eine ältere Frau stand an der Pforte und verlangte nach ihr. Nadine wusste nicht, wer das war, traf sich aber dennoch mit der Dame im Besucherzimmer. Nadine bekam einen heftigen Schrecken, als sie der Frau gegenüberstand – diese Ähnlichkeit! Sie war Richy wie aus dem Gesicht geschnitten, das konnte nur die Mutter sein. Und so war es dann auch. Nadine wurde kreidebleich und schwieg. Die Mutter begann zu reden und erzählte ihr, dass Richy und sie immer mal wieder Kontakt hatten. Sie lebte in Hannover und ihr Vater, der Alkoholiker war, wohl in Berlin. Die Mutter hatte wieder geheiratet, und Richy kam mit dem damaligen Stiefvater nicht zurecht und ging deshalb damals ins Heim nach Berlin. Sie erzählte auch, dass sie Richy kurz vor ihrem Tod im Virchow Krankenhaus besucht hatte und mit ihr Frieden schließen konnte und dass Richy ihr einen Brief mitgegeben hatte, den sie Nadine überreichen sollte.

Nadine sah sie ungläubig an und wusste nicht, was sie sagen sollte. Die Mutter erklärte weiter, dass sie wegen der Wohnungsauflösung in Berlin sei und bei dieser Gelegenheit den Brief persönlich vorbeibringen wollte. Sie musste es Richy damals versprechen und sie erfüllte somit den Wunsch ihrer Kindes. Die Mutter begann zu weinen und sagte, dass ihr alles so wahnsinnig leidtun würde, dass Richy aber nicht zu Hause leben wollte, dass sie aber auch als Mutter versagt hatte.

Nadine saß wie versteinert da und hörte die Mutter reden, aber wirklich konzentrieren konnte sie sich nicht auf ihre Worte, viel zu groß war die Ähnlichkeit zwischen den beiden und viel zu groß war der Verlust, den Nadine verspürte.

Richys Mutter gab Nadine einen großen, schweren Umschlag, auf dem fein säuberlich in Richys Handschrift ›Für meine Kleine‹ stand. Nadine versteckte ihn unter ihrem Shirt und fand nun auch die Sprache wieder. »Sie müssen sich keine Vorwürfe machen. Sie haben einen wundervollen Menschen erzogen. Richy war zwar ein bisschen irre, aber ehrlich und aufrichtig. Glauben Sie mir, sie hat Sie geliebt, und auch wenn sie das nicht gesagt hat, so zeigt sie es doch, indem Sie Ihnen diese Aufgabe gab. So viel Vertrauen hat man nur zu jemandem, den man auch liebt. Nein, ganz ehrlich, Sie dürfen sich keine Vorwürfe machen.«

Die Mutter sah sie glücklich an und nahm Nadine in den Arm. Dann stand sie auf und ging zur Tür, leise verabschiedete sie sich und sagte: »Pass auf dich auf, Ricarda hätte es so gewollt.« Dann verließ sie das Besucherzimmer.

Nadine saß noch lange in diesem Raum und dachte über das Geschehene nach. Sie konnte kaum glauben, dass Richy, obwohl er so krank war, es noch geschafft hatte, an sie zu denken und ihr zu schreiben. Sie hielt den Brief fest an sich gepresst und verließ das Besucherzimmer. Inzwischen war es dunkel geworden. Sie stieg die Treppen hinauf und ging in ihr Zimmer. Kerstin hatte heute frei und somit konnte sie davon ausgehen, ungestört den Brief lesen zu können. Sie schloss ihre Zimmertür und setzte sich im Schneidersitz aufs Bett. Ihr Herz klopfte wie wild und ihr Atem ging schnell. Sie öffnete den Brief und merkte, dass da mehr drin war. Sie schüttete den Inhalt aufs Bett und traute ihren Augen kaum: Geld war drin, ein Fotostreifen von ihr und Richy, den sie gleich erkannte, und sein Lederarmband, das er immer getragen hatte. Der Brief steckte noch einmal extra in einem Umschlag. Nadine öffnete ihn eilig und begann zu lesen:

*Meine Kleine,*

*wenn Du diesen Brief liest, dann hab ich es nicht geschafft, meine Mutter hat aber ihre Aufgabe erfüllt. Ich hatte Dir noch so viel zu sagen ... und nun mache ich es eben auf diesem Weg. Ich danke Dir für deine Freundschaft und bin immer stolz auf*

*Dich. Du hast mir in der Zeit von Sabrinas Untergang immer zur Seite gestanden und das habe ich Dir nie vergessen, auch dass Du geschwiegen hast und mir nicht erzählt hast, was Brina Dir angetan hat, zeugt von unglaublicher Stärke. Ich weiß alles, Sabrina hatte es mir in ihrem Drogenrausch erzählt, und das war auch ein Grund, warum ich sie damals aus der Wohnung schmiss. Egal, das sollte hier nicht mehr erwähnt werden. Ich wollte nur, dass Du weißt, dass ich Dir nach diesem Mist gerne beigestanden hätte, aber Du hast geschwiegen und das ›Geheimnis‹ für Dich behalten. Ich kenne den Grund dafür: Du wolltest mir nicht weh tun. Kleine, Du musst mir versprechen, Deinen Weg zu gehen, halte Dich von Drogen fern und versuche, Deinen Weg zu finden. Du bist in den beiden Jahren für mich wie eine kleine Schwester geworden und ich habe Dich eben genauso geliebt. Also bitte, mach das mit der Musik weiter, denn das kannst Du wirklich gut und versöhne Dich wieder mit Lucas, mein Gefühl sagt mir, dass er ein ganz lieber Kerl ist. Ich werde auf Dich aufpassen, da wo ich jetzt bin. Vergiss mich nicht und bleib stark, lass Dich nicht vom Leben ficken, fick Du es so gut es geht. Hier noch ein Spruch für´s Leben den ich immer toll fand: »Wir können die Windrichtung nicht ändern, aber die Segel anders setzen.« (Aristoteles)*

*Ich bin bei Dir in tiefer Freundschaft,*
*Richy*

Nadine saß auf ihrem Bett und weinte, die Zeilen rissen alles wieder auf. Nadine vermisste Richy jeden Tag aufs Neue und sie hätte alles dafür gegeben, um diesen lieben Freund wieder bei sich zu haben. Sie nahm das Lederarmband, legte es um ihr rechtes Handgelenk und starrte auf den Fotostreifen. Sie sah sich und Richy darauf, wie sie bescheuerte Grimassen zogen. Das war an dem Tag aufgenommen worden, als das sie erste Mal abgehauen war aus der Ollenhauer. ›Mann, da waren alle noch glücklich, und das ist noch nicht einmal ein dreiviertel Jahr her.‹ Sie nahm diesen Fotostreifen und verstaute ihn in ihrem Geldbeutel, den Brief legte sie in ihr Tagebuch. Nun sah sie auf den Geldhaufen und zählte die Scheine. Richy hatte ihr tausend Mark vermacht und auf dem letzten Schein stand: ›Nutze dieses Geld für deinen Start ins Leben.‹

Lange saß Nadine in ihrem Zimmer und weinte. Es war schon weit nach Mitternacht, als sie endlich einschlief. Es war ein unruhiger Schlaf, denn in ihrem Traum waren Brina und Richy ganz nah bei ihr.

Kerstin weckte Nadine. Sie hatte verschlafen und musste in einer halben Stunde im Unterricht sein. Es war Freitag, das Wochenende stand vor der Tür.

Nadine stand ungewöhnlich schnell auf. Kerstin staunte nicht schlecht, als sie Nadine in der Küche sah – gut gelaunt, aber mit verweintem Blick. »Was war gestern los?«, wollte Kerstin wissen. Nadine erzählte ihr von dem Besuch und auch von Richys Brief. Kerstin lächelte. »Siehst du, es gibt immer wieder einen Weg.«

Nadine verschwieg bewusst das Geld, zeigte Kerstin nur das Armband und die Bilder aus dem Fotoautomaten. Sie wollte Richys letzte Wünsche erfüllen und hatte beschlossen, heute wieder mit ihrer Singerei zu beginnen. Auch das mit Lucas wollte sie in Angriff nehmen und versuchen, ihn zumindest als Freund zu gewinnen. Nadine hatte einen Plan gefasst und würde ihn gleich nach der Schule umsetzen. Heute war auch Taschengeldtag, das Geld von Richy müsste sie dafür nicht angreifen. Sie erzählte Kerstin von ihrem Plan und dass sie nach der Schule shoppen gehen würde.

Kerstin freute sich, dass Nadine aus ihrem Tief heraus fand und war Richy insgeheim dankbar für diesen Brief. Auch Kerstin hatte einen Plan, denn Nadine hatte bald Geburtstag und auch sie würde sich etwas einfallen lassen, um Nadine wieder auf die richtige Spur zu helfen. Sie wollte, dass Nadine endlich aus diesem Heim rauskam und in eine Institution verlegt wurde, die sie besser aufs Leben vorbereiten konnte. Nadine war zwar schon zwei Jahre hier, aber eigentlich diente dieses Heim als Auffanglager für die ganz bösen Mädchen, und dazu gehörte Nadine nun wirklich nicht. Sie hatte schon die richtige Einrichtung im Kopf. Hier kannte sie einen der Erzieher. Kerstin würde sich mit ihm in Verbindung setzen und hoffte, dass ihr Vorhaben Erfolg haben würde.

Nadine jedoch entschied sich anders, als Kerstin es gehofft hatte. All das, was in den letzten Monaten passiert war, hatten Spuren in ihr hinterlassen. Sie entschied sich instinktiv gegen alles Normale, gegen den Rhythmus des Lebens, Nadine wollte frei sein.

Es war Wochenende und Nadine ging seit Langem mal wieder zu einem Talentwettbewerb. Sie hatte zuvor versucht, Lucas zu erreichen, aber er ging nicht ans Telefon. Da fiel ihr Brigitte ein, das Mädchen aus dem Stripclub. Mann, die hatte sie ganz vergessen. Wie lang war ihr letztes Treffen jetzt her?

Sie kramte nach der Nummer, wählte und tatsächlich ging Brigitte sofort ran.

»Hey Gitty, hast du Lust? Wollen wir uns treffen?«, fragte Nadine.

Gitty war super erfreut, mal wieder was von ihr zu hören. »Ja klar, was machste denn heute?«

»Ich gehe wieder zum Singen.«

»Oh toll, kann ich auch hinkommen?«

»Das wär schön. So gegen 7 Uhr bin ich da«, sagte Nadine erfreut.

»Okay, treffen wir uns um sieben vor dem *Big Eden.*«

Nadine stylte sich gerade, als Kerstin das Bad betrat. »Hey Kleine, was hast du heute vor?«

»Ich gehe heute zum Singen«, sagte Nadine, »und treffe mich da mit einer Freundin. Ich habe Richy versprochen, dran zu bleiben und das mache ich jetzt. Nur mit Lucas hat's nicht geklappt, den habe ich nicht erreicht.«

›Hm‹, dachte Kerstin, ›das kann ins Auge gehen, Nadine wird sich bestimmt nicht an die Zeiten halten.‹ Sie machte sich Sorgen und fragte deshalb: »Meinst du, du schaffst es, um 12 wieder hier zu sein?«

Nadine schaute Kerstin an, sie fühlte sich ertappt. »Weiß ich nicht«, war ihre knappe Antwort.

»Du weißt schon, dass es Ärger gibt, wenn du nicht pünktlich wieder hier bist.«

Ärgerlich über diesen Kommentar schrie Nadine: »Mann, lass mich doch in Ruhe. Ick gehe singen und wenn ick fertig bin, komm ich wieder her. BASTA!«

Kerstin wollte noch was sagen, aber Nadine verließ das Bad und knallte die Tür zu. Im Zimmer packte Nadine ihre Tasche und nahm das mit, was sie für die nächste Zeit brauchen würde. Sie würde in nächster Zeit der Ollenhauer fernbleiben. Also nahm sie Klamotten mit und verstaute sie in ihrer Handtasche. Kerstin würde es nicht mitbekommen, die hatte sowieso gleich Feierabend. Sie steckte Richys Geld ein, und sie selbst hatte auch noch ein bisschen von der Kohle, die Brina damals ... Ach egal ... Sie hatte noch Geld, das erst mal reichen würde. Sie würde mit Rainer aus der Pension sprechen und sich dort wieder einnisten. Eins war sicher: Sie wollte Sängerin werden, um Richys Wunsch zu erfüllen.

Es war schon dunkel, als Nadine endlich die Ollenhauer verließ ...

Sie stand in der Kälte vor dem *Big Eden* und wartete auf Gitty. Es war kurz vor sieben, als Gitty strahlend auf sie zukam. »Hey Mann«, sagte sie, »wie gehts dir?«

Nadine lächelte. »Gut und dir?«

»Ich habe dir viel zu erzählen«, sagte Gitty.

»Ich dir auch. Lass uns aber erst mal reingehen, mir ist kalt.«

Sie betraten die Disco und waren so ziemlich die Ersten. Bernhard erkannte Nadine und kam auf sie zu. »Hey Mädchen, du warst aber lange nicht da. Alles okay?«

»Ja«, sagte Nadine und freute sich, endlich wieder im Team zu sein. Diese Welt hier war ihr Leben und sie hatte wirklich bei all dem Stress vergessen, wie sie wohl sich hier unter den Leuten fühlte. Hier bekam sie Anerkennung, hier mochte man sie und hier fragte niemand nach den Zeiten oder nach Noten. Hier nahm man sie so wie sie war, hier konnte sie einfach Nadine sein.

Gitty setzte sich an den Tanzflächenrand. Nadine bestellte ein Glas Sekt. »Was singst du heute?« wollte Gitty schließlich wissen. Da sie Nadine noch nie hatte singen hören, war auch sie nervös und aufgeregt. Nadine entschied sich für ›Fremder Mann‹ und ›Mr. Paul Mc. Cartney‹. Das waren die beiden Songs, die sie beim ersten Mal gesungen hatte, als Richy dabei war – so wollte sie ihren Neustart besiegeln.

Bernhard war super gut gelaunt und kam an ihren Tisch. »Na ihr zwei ... Nadine, willst du mir deine Freundin nicht vorstellen?«

»Gitty, das ist Bernhard, Bernhard, das ist Gitty.«

Er gab beiden Mädels einen Kuss auf die Wange und versprach, sich heute um beide zu kümmern.

Der Probedurchlauf begann. Nadine startete als Zweite und begann zu singen. Gitty schaute gespannt zu. »Fremder Mann, schau mich an ...« Plötzlich sah Nadine Lucas, er lächelte sie an. Nadines Herz machte einen Satz. Es klopfte wie wild, doch sie sang weiter, war aber nicht mehr richtig bei der Sache. Er lächelte sie an, stand lässig angelehnt an der Lautsprecherbox und schaute ihr zu. ›Lucas ist hier‹, dachte sie immer wieder. Sie war verunsichert, wusste nicht, wie sie sich verhalten sollte. Zu viel Zeit war vergangen, als sie ihn das letzte Mal sah.

Als sie mit den Proben fertig war, kam Lucas auf sie zu. Sichtlich erfreut nahm er sie in den Arm und gab ihr einen Kuss auf den Mund. Nadine stand stocksteif da und wurde knallrot. Alles hätte sie erwartet, aber nicht diese Reaktion. Sie war jetzt richtig verlegen, machte sich frei und ging zurück zu Gitty. Diese sah sie verdutzt an und fragte: »Sag mal, wer ist denn dieser süße Typ, der dich gerade geküsst hat?«

Nadine stammelte was von: »Das ist Lucas ... den kenne ich vom Singen ... Ich weiß nicht, warum er mich geküsst hat.«

Inzwischen hatte sich Lucas zu Bernhard gesellt und redete mit ihm. Nadine konnte ihren Blick nicht von ihm lassen. Da lachte Gitty lauthals und sagte: »Ey, du bist ja verknallt – bis über beide Ohren.«

Nadine schaute grimmig. »Ja«, gestand sie, »aber das beruht leider nicht auf Gegenseitigkeit. Ach, ich werde einfach nicht schlau aus ihm.«

Gitty, die viel erfahrener war als Nadine, merkte, dass die Freundin in Bezug auf Männer so gut wie keine Erfahrungen hatte und sie dachte sich ins geheim: ›Ich werde ihr auf die Sprünge helfen.‹ Ihr wurde klar, dass sie eigentlich so gut wie nichts von ihrer Freundin wusste und nahm sich fest vor, das heute zu ändern. Sie schaute Nadine amüsiert an und flüsterte: »Du bist verliebt, Süße, und zwar bis über beide Ohren. Das sieht man dir an.«

Nadine wurde schon wieder rot und stammelte: »Meinst du wirklich, dass man mir das ansieht?«

Gitty lachte schallend. »Oh ja, das sieht sogar ein Blinder.«

Und dann kam Lucas an den Tisch und setzte sich neben Nadine. Er lächelte verschmitzt. »Na, wie geht es dir? Wir haben dich schon vermisst.«

Nadine sagte nur kurz: »Ich hatte keine Zeit.«

Lucas schaute Nadine argwöhnisch an. Er verstand dieses geheimnisvolle Mädchen nicht. Auf der einen Seite war sie noch so unsagbar kindlich und auf der anderen Seite spürte man, dass sie in ihrem jungen Leben schon so viel erlebt hatte, dass sie schon richtig erwachsen wirkte.

Lucas war diesem Mädchen gegenüber genauso unsicher wie Nadine es ihm gegenüber war. Beide fühlten sich zueinander hingezogen, doch irgendwie stand so viel zwischen ihnen, dass keiner der beiden wusste, wie er es anstellen musste, dem anderen näher zu kommen.

Lucas saß gedankenverloren neben Nadine, und Nadine hoffte auf ein Wort von ihm. Doch kurze Zeit später brach sie diese peinliche Situation ab und ging an die frische Luft. Gitty folgte ihr und setzte sich zu ihr auf die Stufen. »Sag mal, was ist los mit dir?«, fragte sie. Nadine schüttete ihr ihr Herz aus. Sie erzählte Gitty nun, was in den letzten Wochen passiert war und auch von Sabrinas Missetat – sie erzählte Gitty alles und war erleichtert, sich endlich Luft machen zu können. Sie redete immer weiter und erzählte nun auch von ihrem Versprechen, dass sie Richy gedanklich gegeben hatte, von Lucas und ihren Gefühlen zu ihm, von dem Vorhaben, nicht mehr in die Ollenhauer zurückzukehren und von dem heimlich Wunsch, Lucas endlich für sich zu gewinnen.

Gitty hörte zu und hörte die Verzweiflung in ihren Worten. Sie verstand Nadine so gut, denn Ähnliches hatte Gitty auch erlebt. Auch für sie waren die letzten Wochen das reinste Drama gewesen. Ihre Mutter hatte ihr ihren Sohn durchs Jugendamt wegnehmen lassen. Sie hatte aufgrund ihres Jobs mächtige Probleme bekommen; eine Stripperin darf kein Kind großziehen, hatten die vom Jugendamt gesagt. Und somit wurde das Sorgerecht der Oma ausgesprochen. Den Kleinen hatte man einfach so von einem Tag auf den anderen abgeholt – sein Schreien war denen egal gewesen. Er hatte sich mit Händen und Füßen gesträubt und immer nach seiner Mama gerufen. Gitty stand machtlos daneben und konnte nichts tun. Diese Bilder würde sie nie vergessen, sie tröstete sich mit Speed oder Koks und, wenn's gut lief, auch mal mit einer Prise Aige.

Die beiden Mädchen saßen auf der Treppe und begriffen, dass beide ein schweres Schicksal hatten, das verband sie und zusammen fühlten sie sich gleich stärker. Gitty bot Nadine an, zu ihr zu ziehen. Sie würden schon über die Runden kommen. Nadine freute sich, und so besiegelten sie den Pakt ihrer Freundschaft.

Gitty und Nadine gingen gemeinsam aufs Klo, Gitty hatte noch eine Prise Speed dabei und teilte  mit Nadine. Sie schniefte das Zeug und fühlte sich gleich besser. Natürlich regte sich sofort ihr Gewissen; Richy hätte sie umgebracht, würde er davon wissen. Nadine wollte vergessen, wollte Abstand gewinnen von all dem und endlich mal wieder richtig Spaß haben. Mann, sie war ein Teenie und wollte sich nicht mit Erwachsenenkram herumschlagen. Sie wollte singen, feiern und eben auch mal verliebt sein und das genießen. Bisher war es doch so, das immer irgendwas dazwischen kam und sie sich nie auf das, was sie wollte, richtig konzentrieren konnte. Ab heute, so versprach sie es sich, würde sie nur noch an sich denken.

Es war schon spät, als der Talentwettbewerb endlich losging. Zugedröhnt stand Nadine auf der Bühne und sang, was das Zeug hielt. Die Drogen in ihr gaben ihr so viel Gefühl, dass sie beinahe selbst anfing zu weinen. Das Publikum bemerkte nichts von ihrem Zustand, ganz im Gegenteil; für sie war der Auftritt einfach nur fantastisch und der folgende Applaus war der Hammer.

Lucas beobachtete Nadine aus der Ferne und bemerkte gleich, wie sehr sich verändert hatte. Sie war kein Kind mehr, sondern eine junge Frau und das reizte ihn als Mann sehr. Sie war schlank, dunkelhaarig und hatte sogar eine gewisse Ähnlichkeit mit ihrer Lieblingssängerin Marianne Rosenberg – Frisur und Kleiderstil kamen dem Original sehr nahe. Diese Gitty, Nadines Freundin, wirkte abgeklärter und irgendwie mochte er die kühle Blonde nicht. Er spürte, dass sie auf Nadine einen schlechten Einfluss ausübte. Er mochte Nadine und irgendwie hatte er oft in den vergangenen Wochen an sie denken müssen. Er hatte gehofft, es würde ihr gut gehen und er freute sich darüber, sie heute hier wiederzusehen. Auch er sang heute und immer wieder schaute er dabei zu Nadine. Er sah sie lachen und ihm gefiel es, sie so ausgelassen zu sehen. Wie konnte er ihr zeigen, dass auch er Interesse an ihr hatte? Trotz ihrer Ausgelassenheit hatte sie um sich herum eine Mauer gebaut, die schwer zu durchbrechen war. Auch wenn man es ihm nicht ansah, Lucas war schüchtern, er traute sich nicht, einfach so auf jemanden zuzugehen. Die Leute hielten ihn für arrogant, aber eigentlich war es eher die zurückhaltende Art, die ihn so wirken ließ. Hinzu kam, dass er um einiges älter als Nadine war. Er hatte seine erste Ausbildung hinter sich und lernte gerade den Beruf seines Vaters, der Elektroinstallateur war. Lucas hatte ein geordnetes Leben, Heimkinder kannte er nur vom Hörensagen. Nadine jedoch hatte schon damals seine Neugier geweckt. Nicht nur, weil sie so hübsch war, vor allem machte sie auf ihn auch immer den Eindruck, beschützt werden zu müssen. Der Gedanke, dass er dies tun könnte, gefiel ihm.

Nadine hatte zwar nicht gewonnen, aber der Abend war für sie trotzdem schön. Gitty und sie hatten Spaß und als Gitty fragte, ob sie Lust hätte, noch ein bisschen was reinzuziehen, bejahte sie sofort. Sie merkte gar nicht, wie sie sich benahm, sie hatte all ihre guten Vorsätze über Bord geworfen und jeder normale Mensch würde an ihrem Verstand zweifeln. Es war Nadine egal, sie wollte den ganzen Mist der letzten Wochen aus ihrem Kopf und auch aus ihrem Herzen verbannen, sie wollte vergessen und inneren Frieden finden. Die Drogen halfen, auch wenn es nur für ein paar Stunden war, sie halfen die bösen Gespenster in ihr zu vertreiben. Sie fühlte sich cool, gelassen und traute sich endlich Dinge zu tun und zu sagen, was sie im normalen Zustand eher nicht getan hätte.

Lucas bekam von all dem nur die Hälfte mit. Er sah Nadine, wie sie lachte und offensichtlich Spaß hatte, er sah wie, sie tanzte und immer wieder zu ihm rüberblickte. Er lächelte sie an und sie lächelte zurück. Gitty sah, dass Nadine Gefallen an ihrer momentanen Situation gefunden hatte und ermutigte sie, Lucas anzusprechen. Nadine ging zu ihm und fragte, was er am Abend noch vorhatte und ob überhaupt noch etwas geplant war, schließlich war es schon spät.

»Eigentlich nix weiter«, antwortete er prompt.

»Kannst du uns dann vielleicht nach Hause fahren?«, fragte Nadine.

»Wo wollt ihr denn hin?«

»Gitty und ich müssen nach Moabit.«

Lucas überlegte kurz und sagte zu. Nadine freute sich und holte Gitty. Zu dritt verließen sie die Disco und gingen zum Auto. Gitty setzte sich auf den Rücksitz, Nadine nahm neben Lucas Platz. Sie hörten die ganze Fahrt über Musik. Als sie vor Gittys Wohnungstür standen, stieg Nadine aus, um Gitty hinaus zu lassen. Auch Lucas stand nun neben dem Auto. Gitty erkannte die Situation und sagte. »Ich gehe schon mal vor und schmeiß dir den Schlüssel aus dem Fenster, wenn ich oben bin. Dann könnt ihr euch Zeit lassen.« Sie ging und nur wenige Minuten später ging das Fenster auf und ein Schlüssel mit Anhänger landete im Vorgarten. Nadine nahm ihn an sich und ging zu Lucas, der immer noch am Auto stand und dem Treiben zuschaute. »Was machen wir jetzt?«, wollte er wissen.

»Lass uns noch eine rauchen und einfach ein bisschen quatschen«, sagte Nadine. »Ich möchte dir erzählen, warum ich mich in den letzten Wochen nicht gemeldet habe.« Sie war immer noch zugedröhnt und so fiel es ihr leichter, über die Geschehnisse zu reden.

Lucas sah Nadine die ganze Zeit an und er spürte, all das, was sie ihm gerade erzählte, musste dringend raus. Er hatte das Gefühl, als würde sie es hinausschreien. Sie redete sich den Schmerz von der Seele und er ... er war geschockt, all das zu hören. Drogen, Strich, Vergewaltigung, Heim – all das waren Dinge, die ihm fremd waren. Er hatte zwar immer mal etwas darüber gelesen, aber die Frauen, die er kannte, kamen aus geordneten Verhältnissen. Das hier war für ihn eine fremde Welt – wie aus einem Kriminalroman. Er saß da und wusste nicht, was er sagen sollte. Ihm tat dieses Mädchen so unsagbar leid, aber er war auch mit dieser Erkenntnis überfordert und fühlte sich hin und her gerissen. Er sah, dass sie still weinte, sie blickte aus dem Seitenfenster und wischte ihre Tränen heimlich fort. Er streichelte ihr übers Haar und drehte ihr Gesicht zu sich. Dann küsste er sie ganz vorsichtig auf den Mund. Nadine ließ es zuerst nur geschehen, dann aber gab auch sie seinem Kuss nach. Ihr Herz klopfte wie verrückt und die Küsse wurden immer intensiver. Nadine wusste nicht, ob es an den Drogen lag, aber sie hatte das Verlangen, mit ihm zu schlafen. Das war für sie ein ganz neues Gefühl. Sie fühlte sich bei Lucas geborgen und wusste nicht, ob es am Alter lag oder ob es einfach seine Art war, bei der sie sich so sicher fühlte. Was sie aber wusste, war, dass sie sehr viel für ihn empfand und ihm gerne zeigen würde, dass sie ihn lieb hatte. Sie spürte natürlich auch, wie sehr sie ihn erregte und wie groß sein Verlangen nach ihr war und irgendwie machte es sie stolz, solche Gefühle in ihm zu wecken.

Sie lösten sich voneinander und Lucas fragte vorsichtig, ob sie nicht mit zu ihm kommen wollte. Nadine musste nicht lange überlegen. Sie stieg aus dem Auto und sagte: »Warte kurz, ich sag nur Gitty Bescheid.«

Gitty grinste, als sie Nadine so mit zerwühltem Haar und ziemlich aufgeregt vor sich stehen sah. »Behalte den Schlüssel, du kannst jederzeit herkommen.«

Nadine machte sich noch schnell frisch und stürzte dann die Treppe hinunter zu Lucas. Als er sie sah, lächelte er und beide fuhren Richtung Neukölln. Als sie die Straßenzüge betrachtete, stellte Nadine fest, dass sie hier schon mal gewesen war, irgendwann in ihrer Kindheit. Ihr Opa hatte hier gelebt, das wusste sie noch, sie erkannte den Imbiss an der Straße und vieles andere. Sie fühlte sich irgendwie wie in einem Déjà-vu. In Gedanken sah sie Bilder von früher, wie sie hier ihren großen Bruder Mario getroffen oder wie sie mit ihrer Urgroßmutter immer Eiskunstlauf im Fernseher angesehen hatte. Auch konnte sie sich an die Geräusche erinnern, die die Flugzeuge beim Starten und Landen machten. Der Flughafen, der Dachboden, auf dem ihre Mutter gerade die Wäsche aufhängte und weinend und erschöpft an den Holzbalken lehnte, während Nadine in einem Weidenwäschekorb saß und zuschaute. Erinnerungen aus frühen Kindertagen, da durfte sie gerade zwei oder drei gewesen sein.

Nadine saß gedankenverloren neben Lucas und merkte gar nicht, dass sie angehalten hatten. Lucas sah sie an. »Ist alles okay?«

Nadine lächelte verträumt und nickte. Ein zärtlicher Kuss berührte ihre Lippen und sie stiegen aus. Vier Stockwerke, Nadine kam ordentlich aus der Puste. Als sie vor Lucas Wohnungstür standen, öffnete er schwer atmend die Tür. Es war schon hell draußen und Nadine war hundemüde. Sie betrat die kleine Wohnung und war überrascht, wie Lucas lebte. Er schien viel zu lesen, denn sein Wohnzimmer war vollgestopft mit Büchern.

Lucas bot Nadine einen Kaffee an, Nadine nahm dankend an. Lucas war typisch für einen Junggesellen eingerichtet, aber es war gemütlich. Neben den vielen Büchern hatte er auch jede Menge Schallplatten und ein großes Tonbandgerät zierte sein Regal. Sie ging in die Küche und sah ihm zu, wie er den Kaffee aufsetzte und sah sich um. Auch hier gab es alles, was man so zum Leben brauchte.

»Magst du vielleicht duschen?«, fragte Lucas, als hätte er Nadines Gedanken erraten. Nach einer schönen Dusche sehnte sie sich tatsächlich. Er gab ihr ein Handtuch und zeigte ihr das kleine zweckmäßige Bad. Als sie die Tür öffnete und das Licht anmachte, ging Musik an, so ganz automatisch, das gefiel ihr. Sie duschte und machte sich frisch.

Als sie aus dem Bad kam, lag Lucas schon im Bett und der Kaffee duftete herrlich. Sie schlüpfte unter die altmodische blaue Blümchenbettwäsche und kuschelte sich an Lucas. Er nahm sie in den Arm und begann sie zärtlich zu küssen. Nadine fühlte sich das erste Mal in ihrem Leben wirklich geborgen. Er schlief mit ihr und das war so ganz anders, als das, was sie bisher bei Männern erlebte. Es war das erste Mal gefühlvoll und intim. Es hatte nichts Rabiates und Verlangendes, sondern dieses Mal wurde auch ihr etwas gegeben. Für sie war es das erste Mal, auch wenn sie keine Jungfrau mehr war. Es geschah aus Liebe und Sehnsucht.

Sie lagen beide erschöpft nebeneinander, Nadine schwebte auf Wolke sieben. Sie war aufgeregt und dieses Gefühl in ihr war so neu und so fremd, dass sie noch lange wach lag. Lucas schlief neben ihr und hatte den Arm sanft um ihre Hüften gelegt. Sie lag da und ließ ihr beschissenes Leben Revue passieren. Sie sah sich um und stellte fest, dass sie beide total verschieden waren. Lucas hatte ein geordnetes Leben, eine Wohnung, eine Arbeit und eine Familie. Was hatte sie? Wie konnte sie hoffen, dass er etwas für sie empfinden würde? Sie war ein Nichts, ein Mensch, der in der Gesellschaft keine Anerkennung finden würde. Welcher Mann würde eine Freundin haben wollen, die im Heim aufwuchs, Drogen nahm und eben nichts erreicht hatte? KEINER! Diese Erkenntnis machte sie unsagbar traurig und so stand sie auf und zog sich leise an. Sie ließ ihn schlafen und verließ wie ein geprügelter Hund seine Wohnung. Sie liebte ihn sehr, das wusste sie in diesem Moment, aber sie passten nicht zusammen und diese Wahrheit ließ sie noch mehr ins Aus stürzen.

Nadine fuhr mit der U-Bahn zu Gitty, an der Haltestelle Hasenheide stieg sie aus, um bei einem Bäcker noch Brötchen und Kuchen zu kaufen. Plötzlich sprach sie ein Typ an und fragte, ob sie Aige bräuchte. Nadine schaute ihn an und fragte, was es kostet. »Ein Gramm«, sagte der Typ, »kostet ’n Fuffi.«

Nadine überlegte kurz und kaufte es dann. Sie wollte Gitty eine Freude machen und wenn sie abends wieder auf die Piste gehen, hatten sie gleich den ›Gute-Laune-Stoff‹ dabei.

Sie fuhr Richtung Moabit und stand so gegen neun Uhr bei Gitty vor der Tür. Als sie in die Wohnung ging, war alles still. Gitty schlief noch und Nadine schaute sich um. Überall hingen von Kindern gemalte Bilder, auch Fotos von Gittys Kleinen. Die Wohnung war spartanisch eingerichtet, aber sauber. Es waren drei Zimmer und in einem hatte Gitty für Nadine das Bett bezogen. Sie hatte also hier ihr eigenes Zimmer und freute sich. Nadine deckte den Tisch und kochte Kaffee und als der fertig war, kroch auch Gitty, vom Klappern geweckt, aus den Federn. »Wow«, sagte sie, »das ist ja mal ein Weckdienst!« Freudestrahlend setzte sie sich an den gedeckten Tisch und begann zu frühstücken. Nadine packte das kleine Päckchen aus ihrer Tasche und legte es auf den Tisch. Gitty schaute Nadine verdutzt an und fragte: »Wo hast du das denn her?«

Nadine lächelte und sagte: »Das ist für uns, um ein bisschen besser drauf zu kommen, wenn wir heute Abend um die Häuser ziehen.«

Gitty lachte und sagte: »Okay, dann geh du jetzt mal schlafen.«

»Nein«, sagte Nadine, »ich gehe zum Ku'damm shoppen.« Nadine zeigte Gitty das Geld und sagte: »100 DM gebe ich heute für neue Klamotten aus, ich habe nicht viel aus der Ollenhauer mitnehmen können.«

»Okay«, sagte Gitty, »bleib aber nicht so lange. Du musst noch ein bisschen schlafen und ich muss heute arbeiten. Bin dann gegen neun zu Hause und dann machen wir uns chic.

Kann ich mir vielleicht noch 'nen Schuss setzen von dem Zeug?«, fragte Gitty. Nadine nickte und Gitty verschwand mit dem Päckchen im Bad. Nadine wurde unruhig und ging schließlich Gitty hinterher ins Bad. Diese hatte schon den Schuss in sich, Nadine sah es an ihren Stecknadelpupillen. Nadine fragte: »Machst du mir auch einen?«

»Ich kann niemanden 'ne Nadel setzen, das musst du schon selbst tun.«

»Hilfst du mir?«

Gitty setzte das Aige an, machte ein bisschen Zitronensaft heiß und zog es mit der Spritze auf. Nadine band sich währenddessen mit dem Morgenmantelgürtel den Oberarm ab und suchte nun nach einer geeigneten Vene. Sie fand eine und setzte sie sich zum ersten Mal selber einen Schuss. Die Hemmschwelle war nun gänzlich überschritten. Sie genoss das Gefühl, als sie weg kippte. Die ersten Sekunden nach dem Wirken des Heroins waren der Hammer. Sie fühlte sich frei und schwerelos. Sie musste daran denken, wie sie sich bei Richy damals fühlte und sofort bekam sie ein schlechtes Gewissen. ›Egal‹, dachte sie, ›er hat mich allein gelassen und solange ich nicht abhängig werde, ist alles okay. Ich mach's ja nicht oft, ich brauch's ja nur ab und an, nur zum Aufputschen. Ich bin ja kein Junkie.‹

Gitty machte sich fertig für die Arbeit im Stripteaselokal und Nadine für die Shoppingtour. Sie verließen das Haus gemeinsam und fuhren in Richtung Zoo. Zugedröhnt saßen sie in der U-Bahn und lachten ungezwungen über die komischen Menschen, die so spießig und kultiviert waren. Beide Mädchen stiegen am Zoo aus. Während Gitty zur Arbeit ging, verweilte

Nadine am Currywurststand. Sie sah zwei Jungs, die ziemlich fertig aussahen und sich mit einem Mann unterhielten. Stricher und Freier? Wahrscheinlich. Der Bahnhof Zoo war bei den Insidern bekannt dafür, dass es hier männliches wie auch weibliches Frischfleisch gab. Hier standen die Minderjährigen und verkauften ihren Körper für 30 DM und weniger, um sich Stoff zu besorgen oder mal wieder was essen zu können. Irgendwie eine unfaire Welt, dachte Nadine. Was sich die alten Männer wohl dabei dachten, wenn sie minderjährige Mädchen vögelten? Die meisten hatten doch selbst Kinder in diesem Alter.

Sie ging weiter, um nach ein paar Klamotten Ausschau zu halten. Langsam spürte sie, wie die Wirkung des Aiges nachließ. Sie wurde müde. Sie dachte an Lucas. Heute war Samstag und Lucas konnte ausschlafen. Was er wohl gedacht hat, als er heute Morgen ein leeres Bett vorfand? Er würde bestimmt froh sein darüber, denn so hatte er sich lästige Erklärungen sparen können. ›Nein‹, dachte Nadine, ›es ist gut, dass ich gegangen bin. Ich habe mich zwar unsterblich verliebt, aber ... ich und er ... uns trennen Welten.‹ Sie spürte, dass sie mies drauf kam und hatte den Wunsch, an dieser Laune etwas zu ändern. So ging sie noch mal zurück zum Zoo, um zu sehen, ob sie irgendwo einen Dealer finden konnte. Sie musste nicht lange warten, da wurde sie auch schon von einen Typen angequatscht. Sie kaufte noch mal für dreißig Mark ein halbes Gramm Koks und verdrückte sich mit dem Zeugs sofort aufs Damenklo. Schnell ein Geldschein zusammen gerollt, den Klodeckel runter geklappt und das weiße Pulver ein bisschen mit einer Münze zerstoßen. Und dann ab in die Nase damit. Als sie das Damenklo verließ, ging es ihr wieder gut. Sie spürte, wie ihr Kreislauf nach oben schnellte und sie wieder fit wurde. Nun war sie bereit zum Shoppen und kaufte sich eine enge schwarze Jeans, ein geiles Top dazu und Turnschuhe. Der heutige Abend war gerettet. Sie fuhr zu Gitty nach Hause und ging erst mal in die Badewanne. Sie war so aufgedreht und dachte die ganze Zeit nur an Lucas. Sollte sie ihn anrufen? Sie stieg aus der Wanne und wählte seine Nummer.

»Ja«, sagte eine sonore Stimme und Nadines Herz klopfte sofort schneller. »Ich bin's«, sagte sie. »Hast du gut geschlafen?« Sie spürte sein Lächeln, als er sagte: »Ja, habe ich. Warum bist du gegangen?«

Sie sagte, dass sie ihn nicht wecken und Gitty nicht so lange warten lassen wollte. Lucas sagte, dass sie ihre Tasche mit den Klamotten noch in seinem Auto hatte. Und dann fragte er gleich, wann sie sich wiedersehen. Nadine freute sich, erklärte ihm, dass sie beim nächsten Wettbewerb dabei sein wollte und sich da ja mit ihm treffen könnte. Lucas stimmte zu und sagte noch: »Okay, Kleines, wir hören uns. Kuss«, und legte auf. Verwirrt stand sie mit dem Hörer in der Hand da und wusste nicht, was sie nun denken sollte. Sie war so gar nicht müde und ein Blick auf die Uhr sagte ihr, dass Gitty auch bald kommen müsste. Sie kramte in den Schränken in der Küche und beschloss, Nudeln mit Tomatensoße zu kochen.

Sie war gerade fertig, als Gitty auch schon die Tür aufschloss. »Hey, hier riecht es aber gut! Ich habe einen Bärenhunger.«

Nadine und sie saßen auf der Couch und ließen sich die Nudeln schmecken. Als sie fertig waren, zeigte Nadine ihre neuen Errungenschaften und sie beschlossen, sich noch mal einen

Schuss zu setzen und danach ins *Sound* zu gehen. Und das taten sie dann auch. Da Gitty dabei war, kam Nadine wieder ohne Probleme rein. Der Besitzer, ein kleiner dicker Kerl, grüßte Gitty mit einem Klaps auf dem Hintern und sagte: »Wenn du willst, sehen wir uns später«, und zwinkerte ihr zu. Gitty lachte und sagte: »Klar, wie immer«, und lief weiter. Nadine wurde nun auch vom Besitzer gemustert. »Na Süße, willste dir auch ein bisschen was nebenbei verdienen?«

Nadine antwortete nicht, sondern lief hinter Gitty her. Der Typ war widerlich, Nadine fand ihn einfach nur schmierig, aber man musste sich mit ihm gut stellen, wollte man ins *Sound*. Gitty wusste, wie man solche Typen behandelte. Er war ein Zuhälter und schickte die Teenies gerne mal auf den Strich auf der Kurfürstenstraße, die gleich um die Ecke war. Nadine hatte mit solchen Typen nichts am Hut. Sie wusste von Manu, dass die den Mädchen nicht einen Penny ließen und wenn sie nicht spurten, gab es auch Schläge. Sie war froh, von so einem Typen nicht abhängig zu sein.

Wie alle anderen liefen nun auch Gitty und Nadine immer im Kreis um die Tanzfläche herum. So konnten sie sich einen Überblick verschaffen, wer alles so da war und wurden selbst auch gesehen. Nadine konnte in dem diffusen Licht zwar nicht so viel erkennen, aber ein Typ fiel ihr auf – irgendwoher kannte sie ihn. Bei der zweiten Runde fiel es ihr wie Schuppen von den Augen: Das war Daniel, ihr Schulschwarm aus vergangenen Tagen. Wow, hatte der sich verändert! Seine Haare waren lang und er kam ihr irgendwie größer vor. Als sie das zweite Mal an ihm vorbei kam, schien auch er sie zu erkennen; er grinste sie an. »Hey du, warte mal!«, rief er da auch schon und hielt sie am Arm fest. »Sag mal, kennen wir uns nicht?«

Nadine tat so, als würde sie nicht wissen, wer er war. »Nö«, sagte sie, »ich wüsste nicht woher.« Lachend lief sie mit Gitty weiter, die natürlich hellhörig geworden war. »Woher kennste denn den?«, wollte sie wissen. Nadine erzählte ihr von ihm und Gitty sagte: »Du weißt schon, dass der Typ hier im *Sound* dealt, oder? So einen musst du dir warm halten. Wenn's kohletechnisch mal eng wird, haben wir ne gute Quelle.« Nadine konnte es nicht glauben. Ihr Schwarm, den sie jahrelang heimlich verehrt hatte, ein Dealer? ›Sag mal, hat denn die ganze Welt nichts anderes mehr im Kopf als Drogen?‹ Jeder, den sie bisher irgendwann begegnet war, hatte was mit dem Zeug am Hut. Und dann fiel ihr wieder Lucas ein, der damit nichts zu tun hatte. Sie dachte oft an Lucas und es tat ihr weh, weil sie wusste, sie waren wie die zwei Königskinder; sie mochten sich, aber sie hatten keine Chance, in dieser Gesellschaft zusammen zu kommen. Dennoch, sie sehnte sich nach ihm. Daniel sah so ganz anders aus und irgendwie konnte Nadine nicht begreifen, was sie damals an ihm gefunden hat. So wie sie ihn hier im *Sound* erlebte, außerhalb der Schule und ohne andere Mädchen um ihn herum, fand sie ihn nicht mehr so toll. Er sah ungepflegt aus und die langen Haare, die passten irgendwie nicht. Sie ging noch mal an ihm vorbei und sie bemerkte die bewundernden Blicke von ihm. Sie steuerte auf ihn zu und sagte: »Du bist Daniel stimmt´s?«

»Ja, also hast du mich doch erkannt.«

Nadine sah ihn an. »Ja, aber nicht gleich. Du hast dich verändert«, sagte sie und er lachte und antwortete: »Na, du dich erst. Wie geht es dir?«, wollte er wissen, denn er hatte von der Sache gehört; man erzählte sich davon wochenlang in der Schule. Sie kam nach diesem Vorfall nicht mehr und seitdem hatte er sie auch nicht mehr gesehen. Er sah, wie sehr sie sich verändert hatte und so fast gar nichts Kindliches mehr an sich hatte. Er sah auch sofort, dass sie Drogen nahm und irgendwie tat sie ihm leid.

Nadine schaute ihn an und fragte schnippisch: »Was gibts? Du schaust so komisch.«

»Na ja«, sagte er, »ich frag mich eben, wie es dir geht und was du die ganze Zeit gemacht hast. Wir haben uns das letzte Mal auf dem Geburtstag gesehen und dann ist diese Sache mit dir passiert. Und danach warst du spurlos verschwunden.«

»Oh Gott«, sagte sie, »du weißt davon?«

»Ja«, stotterte er, »wir wussten es alle. Die Polizei war in der Schule und erzählte uns von der Vergewaltigung.«

Kreidebleich stand Nadine Daniel gegenüber und wäre am liebsten im Erdboden versunken. Davon hatte sie keine Ahnung gehabt, sie hätte im Traum nicht daran gedacht, dass das Ganze so große Runden machen könnte. Daniel sah, dass Nadine bleich im Gesicht war und zog sie auf den Kinosessel. »Komm, setz dich«, sagte er. »Ich wollte keine alten Wunden aufreißen. Es tut mir leid.«

»Nein«, sagte Nadine, »ist schon gut. Du kannst ja nichts dafür. Ich habe schon lange nicht mehr daran gedacht, habe es wohl irgendwie verdrängt. Klappte ganz gut – bis jetzt.« Ihr ging es hundeelend und sie spürte, dass sie so langsam nüchtern wurde. Daniel merkte, dass sie zu zittern begann und bot ihr Stoff an. Auf ihren zweifelnden Blick sagte er: »Hey, ich gebs dir umsonst. Du brauchst nen Schuss, du kommst gerade runter.«

Nadine nahm das ihr angebotene Päckchen und verzog sich aufs Klo. Sie fand Gittys Besteck in ihrer Tasche, und so zog sie die Nadel auf und setzte sie sich schnell, damit dieses Flattern endlich vorbei war.

Selbst jetzt merkte Nadine noch nicht, dass sie langsam abrutschte und immer mehr in die Abhängigkeit geriet. Sie dachte, dass das Flattern von den Erinnerungen kam und sah immer noch nicht, dass sie mittlerweile ohne Drogen gar nicht mehr gut drauf war. Jedes Mal, wenn es Probleme gab oder sie vergessen wollte, griff sie zu Drogen und das war das Gefährlichste überhaupt.

Sie kam aus dem Klo und rempelte einen Typen an. Der lachte nur und sagte: »Ey, nicht so eilig.« Nadine schaute ihn an und sah, dass er wohl Fotograf war, denn er trug eine Kamera um den Hals. Sie war schon fast an ihm vorbei, da sprach er sie wieder an: »Hey, darf ich dich was fragen?«

»Was willst du?«, fragte sie.

»Na, wir machen gerade eine Reportage über junge Mädchen, die Drogen nehmen, und so wie das ich sehe, bist du auch eine von ihnen, oder?«

Nadine zeigte ihm einen Vogel und ging zu Daniel. ›Ein scheiß Tag‹, dachte Nadine, ›irgendwie nervt das alles hier.‹ Als sie wieder neben Daniel saß, fragte sie: »Sag mal, steht mir eigentlich auf der Stirn geschrieben, dass ich Drogen nehme.«

Daniel lachte. »Na ja«, sagte er, »man sieht, dass du high bist. Und die Einstiche in deinen Armen sprechen für sich.«

Nadine schaute sich ihre Arme und erschrak. ›Oh Mann, alles blau. Und das nach den paar Mal ...‹ Sie krempelte die Bluse runter und wurde knallrot im Gesicht. Plötzlich stand dieser Fotograf wieder hinter ihr und sprach sie noch mal an. »Mensch«, sagte er, »ich will dich doch nicht verpfeifen, ich will nur kurz mit dir reden. Hast du Lust, was zu trinken?« Er wirkte nett und gegen einen Drink wäre sicher nichts anzuwenden, dachte sie. »Okay, lass uns gehen.«

Sie gingen gemeinsam an die Bar und der Typ erklärte ihr, dass er für den *Stern* eine Reportage schrieb über die Kinder vom Bahnhof Zoo. »Was hab ich damit zu tun?«, fragte Nadine leicht gereizt.

»Na ja, dass du Drogen nimmst, ist offensichtlich und dass du jünger als achtzehn bist, sieht man auch. Also passt du doch genau in unsere Geschichte.«

Nadine schaute ertappt auf den Boden. Ihr war nicht bewusst, dass man sie wirklich schon als Junkie betrachtete. Doch neugierig war sie auch und deshalb fragte sie, was für sie rausspringen würde, wenn sie da mitmachen würde. »Na ja«, sagte er, »wir machen Fotos, hören uns deine Geschichte an und schreiben sie auf. Dann wird sie veröffentlicht.«

»Gib mir mal deine Nummer«, sagte Nadine, »ich überlege es mir noch, okay?«

Der Typ zog eine Visitenkarte aus der Tasche und gab sie Nadine. Sie las den Namen und sah, dass er direkt vom *Stern* kam. Dann verabschiedete sie sich und suchte nach Gitty. Als sie sie gefunden hatte, erzählte sie ihr von dem Typen. Gitty fragte gleich, ob sie ihm etwas erzählt hatte. Nadine lachte und sagte: »Nein, noch nicht.« Jetzt erst nahm Nadine wahr, dass

Gitty bei einem Typen stand, mit dem sie nun sofort wieder herumknutschte. Dann wandte sie sich an Nadine und flüsterte: »Du sag mal, kannste heute Nacht irgendwo anders pennen. Ich will den Typen mit nach Hause nehmen, und da ist es doof, wenn noch jemand dabei ist.«

Nadine erschrak. »Wo soll ich denn schlafen? Ich habe doch niemanden.«

»Mann, stell dich nicht so an«, keifte Gitty gleich. »Such dir ’nen Kerl und lass mich in Ruhe.«

Nadine verstand die Welt nicht mehr. »Was soll das jetzt?«, wollte sie wissen.

Gitty sah sie nicht mal an, als sie sagte: »Lass mich in Ruhe, kannst ja morgen wiederkommen.«

Nadine stand da und wusste nicht, was sie sagen sollte. Gott sei Dank hatte sie noch ein bisschen Geld und so entschied sie sich, in einer Pension zu übernachten. Dass Gitty so gemein war, hätte Nadine niemals gedacht und sie war tierisch sauer auf sie. Am nächsten Tag würde sie mit ihr reden.

Nadine hatte keine Lust mehr auf Party und machte sich auf den Weg und suchte nach einer Pension. Es war schon spät und sie fand einfach nichts. Also ging sie wieder zurück zum *Sound*, weil sie einfach nicht wusste, wohin. Doch reingehen konnte sie nicht mehr. Sie stand in der Telefonzelle, es regnete, ihr war kalt und sie wollte schlafen, einfach nur schlafen. Da fiel ihr Lucas ein. Sollte sie ihn wirklich anrufen? Es war vier Uhr nachts. Dann wählte sie aber doch seine Nummer. Es dauerte einen Moment, bis er ran ging. Ein verschlafenes »Ja« und Nadine sagte leise: »Hallo, ich bin’s. Ich weiß nicht, wo ich heute Nacht schlafen soll. Gitty hat Herrenbesuch und hat mich raus bugsiert. Es fährt keine U-Bahn und es ist kalt, ich bin müde und …« Lucas unterbrach sie. »Wo bist Du?«

»Ich stehe am *Sound* in der Telefonzelle.«

»Bleib da«, sagte er kurz, »ich komme dich holen, es dauert nur etwas, okay?«

Nadine war erleichtert. Lucas war ihr Retter in der Not. So langsam kam sie runter und ihr wurde die Situation bewusst, in der sie sich momentan befand. Sie hatte sich von einer Abhängigkeit in die nächste manövriert, und das war nur der Anfang. Sie war abhängig von der Gunst ihrer Freundin und abhängig von dem scheiß Zeug, von der Droge. Ihr ging es beschissen und sie war froh, dass Lucas kommen würde. Sie fühlte sich seit Langem wieder einmal richtig mies. Sie stand im Regen und konnte sich nicht bewegen. Als Lucas eintraf und sie sah, schmunzelte er. »Wie ein begossener Pudel.« Er war gar nicht sauer auf sie, sondern wischte ihr die nassen Haare aus dem Gesicht und küsste sie. Sie fuhren schweigend zu ihm und als er die Tür öffnete, sagte er: »Geh erst mal duschen, du erkältest dich sonst noch. Ich mach uns einen Kaffee.«

Nadine ging ins Bad, die Schminke war verlaufen und sie sah erbärmlich aus. Sie zog sich aus und wie es der Teufel wollte, hatte sie zusätzlich auch noch ihre Tage bekommen. Die Bauchkrämpfe kamen also nicht vom Drogenentzug, sondern waren ein Teil der Natur – wenigstens etwas Positives. Sie duschte und währenddessen hatte Lucas ihr die Reisetasche ins Bad gestellt. Sie suchte nach frischer Wäsche und fand sogar einen Tampon. Sie zog ihr T-Shirt an und trottete matt und müde ins Wohnzimmer.

Lucas saß auf der Couch und sah müde aus. Es tat ihr leid, ihn so zu sehen und sie sagte: »Sorry, dass ich dir so viel Mühe mache.«

Er lächelte sie an. »Dafür sind Freunde da, oder?«

Nadine setzte sich zu ihm und Lucas nahm sie in den Arm. Er fragte sie, was passiert war und Nadine begann, das erste Mal aufrichtig über sich und ihr Leben zu reden. Sie konnte Lucas nicht in die Augen sehen, da sie ihren Kopf auf seinem Schoß hatte. Er streichelte ihren Arm und das gab ihr ein Gefühl von Geborgenheit. Er hörte zu und unterbrach sie nicht, denn er wusste, sie brauchte das jetzt. Und er saß hilflos daneben, und was er hörte, ließ ihm das Blut in den Adern gefrieren. Die Welt, in der Nadine aufwuchs und lebte, war ihm völlig fremd. Er war 10 Jahre älter als sie und in diesem Moment kam er sich vor, als wären 100 Jahre zwischen ihnen. Er mochte dieses Wesen, aber er verstand nicht, warum sie nicht den richtigen Weg fand. Es gab doch so viele Möglichkeiten: zurück ins Heim, in ein anderes und versuchen, die Schule zu beenden ... Als er Nadine das sagte, merkte er sofort, dass er da auf taube Ohren stieß. Er verstand nicht, wieso. Nadine wusste es selbst nicht, alles was mit Regeln und Geboten zu tun hatte, war ihr ein Gräuel. Sie war der Meinung, sie wäre erwachsen genug, um ihr Leben alleine zu meistern. Resigniert, aber auch irgendwie wie selbstverständlich sagte sie: »Ich gehe irgendwann anschaffen, da verdiene ich schnell genug Geld, um mir 'ne eigene Wohnung leisten zu können und dann brauch ich mir keine Gedanken mehr zu machen.«

Lucas erschrak, als er das hörte und es machte ihn sauer. Wie konnte man sich so aufgeben und solche Pläne haben? Er kannte Nadine nicht und es war ihm zuwider, so jemanden kennenzulernen. Sie war noch ein Kind und er hätte sie gerne beschützt, aber ihre Welt war nicht die Seine und er wollte kein Mädchen an seiner Seite, die ihm nur Probleme machte.

Sie gingen ins Bett. Er küsste sie noch mal zärtlich, und kurz vor dem Einschlafen sagte Nadine: »Ich habe mich in dich verliebt. Wir könnten doch auch zusammen ziehen.«

Verschlafen und leise antwortete Lucas: »Du bekomm erst mal dein Leben in den Griff und dann frag mich das noch mal in 20 Jahren.«

In ihrer noch so naiven Art verstand Nadine die Botschaft nicht. Sie hörte nur ein klares Nein. Enttäuscht schlief sie ein und entschied sich, Lucas so etwas nie mehr zu sagen.

Am nächsten Morgen wurde sie vom Klappern in der Küche geweckt. Lucas machte Frühstück. Sie ging ins Bad und zog sich an. Die schmutzigen Klamotten waren über Nacht getrocknet und sie packte sie in die Tasche. Als sie in die Küche kam, fragte Lucas, ob er sie später zu Gitty fahren sollte. »Ja, gerne«, antwortete Nadine und beide genossen in Ruhe das Frühstück. Es war eine gedrückte Stimmung und irgendwie wussten beide, dass sie keine gemeinsame Zukunft hatten. Lucas entschied sich, Nadine das so nicht zu sagen und Nadine wollte Lucas nicht einengen. Sie wollte das mit Lucas einfach so nehmen wie es war – eine zwanglose Freundschaft, die ab und an auch auf Sex hinauslief. Sie wollte ihn nicht ganz verlieren und dachte bei sich: ›Wenigstens habe ich ihn so ab und an in meiner Nähe.‹

Dann spürte sie die ersten Anzeichen des Entzugs, ihr Körper rebellierte. Ihr wurde schlecht vom Frühstück und so ging sie ins Bad, um sich zu übergeben. Sie fühlte sich elend und wollte so schnell wie möglich zu Gitty. Lucas fuhr sie, Nadine hatte ein komisches Gefühl, bat Lucas deshalb, draußen zu warten. Sie klingelte bei Gitty, aber nichts geschah. Also benutzte sie ihren Schlüssel und stieg die Treppen zu Gittys Wohnung empor. Als sie die Wohnung betrat, war alles still. Es schien keiner da zu sein. Sie schaute in Gittys Zimmer, aber das war leer. Dann ging sie in das Zimmer, wo sie ihre Sachen hatte, und musste feststellen, dass irgendjemand darin rum gekramt hatte. Das Geld hatte Nadine versteckt und sie fand es auch gleich, aber das Heroin war weg. Nadine hatte etwas für Notfälle in ihrem Tagebuch verstaut, aber da war es nicht mehr. Also hatte Gitty in ihren Sachen gewühlt und es gestohlen. Nadine packte ihr Zeug zusammen, hier wollte sie nicht mehr leben. Gitty war falsch und mit solchen Menschen um sich herum fühlte Nadine sich nicht wohl. So legte sie den Haustürschlüssel auf den Tisch und verließ die Wohnung. Gitty war für Nadine Geschichte, sie ahnte nicht, was für ein Nachspiel das Ganze hier für sie haben würde.

Nadine stieg zu Lucas ins Auto und bat ihn, sie zum Bahnhof Zoo zu fahren. Er fragte nicht nach, sondern fuhr sie einfach hin. Dort angekommen, nahm sie ihre Sachen und stieg aus. Ein kurzer Kuss und ein »Danke« und Nadine war in der Menge verschwunden. Lucas war froh, wieder nach Hause fahren zu können. Er ahnte nicht, dass das hier für Nadine der Scheideweg sein und sie sich an diesem Tag gänzlich verlieren würde.

Nadine verstaute ihre Sachen in einem Schließfach und suchte nach einem bekannten Gesicht. Sie lief umher und hoffte, irgendwie an einen Dealer zu kommen. Sie hatte sich ein bisschen Geld eingesteckt, und da erkannte sie Daniel in einer Gruppe von Jungs. Nadine war erleichtert. Sie ging auf Daniel zu, der sie sofort sah und sie anlächelte. »Hey«, sagte er, »du warst gestern so schnell weg. Schön, dich zu sehen.«

Nadine war kreidebleich und sie schwitzte. »Hast du was?«, fragte sie sofort und Daniel erkannte ihre Situation. »Ja, habe ich, aber ich kann es dir nicht umsonst geben. Ich muss das Geld auch abgeben.«

»Kein Problem«, sagte Nadine, »ich habe Geld dabei.«

Daniel gab ihr ein Alupäckchen und verlangte 50 DM. Nadine kramte in ihrer Jackentasche nach einem Schein und schob ihn ihm heimlich in die Hand. Als sie den Stoff hatte, verstaute sie ihn in ihrer Handtasche und verschwand. Oben, auf dem Bahnhofsvorplatz, suchte sie sich eine Toilette und schloss die Tür hinter sich. Schnell packte sie Nadel, Löffel, Gürtel und Zitronensaft aus und erhitzte das Heroin. Ihre Hände zitterten. Sie band sich den Oberarm ab, was in ihrem Zustand aber gar nicht mehr so leicht war. Sie verfluchte das Zittern ihrer Hände. Dann zog sie die milchige Brühe in die Kanüle und setzte sich den heiß ersehnten Druck. Ihr wurde schwindelig und sie rutschte an der Toilettenwand runter auf den Boden. Tausend Blitze sah sie vor sich und sie spürte die wohlige Wärme, die ihren Körper durchströmte. Sie wurde ruhiger, der Stoff begann zu wirken. Jetzt wurde ihr das erste Mal bewusst, dass sie bereits abhängig war. Sie war süchtig, aber das störte sie momentan noch nicht. Sie war zugedröhnt und das war für sie jetzt wichtiger. Ihr ging es gut, als sie die Toilette verließ.

Sie lief Daniel direkt in die Arme. »Na du«, sagte er, »alles okay?«

Nadine grinste und sagte: »Ja, alles okay.«

»Was machst du jetzt?«, wollte Daniel wissen.

»Mal sehen ... weiß ich noch nicht. Erst mal was essen. Und du?

»Keine Ahnung ... Lass uns doch zusammen abhängen.«

Dann saßen sie in der Pommesbude und Nadine erzählte Daniel von Gitty und von dem, was passiert war. Daniel kannte Gitty und wusste, dass sie eine falsche Schlange war. »Wo pennst du denn jetzt?«, wollte Daniel wissen.

»Keine Ahnung.«

»Okay, ich passe ab heute auf dich auf. Ich kenne mich hier auf dem Kiez besser aus als du. Wir werden eine Lösung finden.«

Nadine schloss sich also Daniel an und die nächsten Tage verbrachten sie gemeinsam. Sie hatten in der *Ameise* eine Übernachtungsmöglichkeit gefunden, teilten sich hier ein Zimmer, denn auch Daniel lebte auf der Straße. Noch hatten beide genug Geld, um sich diesen Luxus leisten zu können. Daniel vertickte den Stoff und Nadine lebte von der Kohle, die Richy ihr hinterlassen hatte. Sie waren abends im *Sound* und Nadine hatte gute Laune. Jedoch war ihre Kohle fast alle und den Drink, den sie gerade bestellt hatte, zahlte sie mit ihrem letzten Fuffi.

Daniel kannte ihre Situation, hatte auch schon einen Plan. »Du kannst dir am Zoo immer mal was dazu verdienen. Es gibt genug Freier, die dir Kohle geben, wenn du denen einen runter holst. Ich habe meine schwulen Stammfreier auch am Zoo.«

Nadine sah Daniel entgeistert an, aber sie wusste, um schnell an Geld zu kommen, war das die einfachste Lösung. Und auf Turkey zu kommen war weitaus schlimmer, als einem alten Knacker einen runter zu holen.

Daniel hatte zwar mit ihr in einem Bett geschlafen, aber er hatte sie nie angefasst. Nadine hatte ihn nie danach gefragt, aber sie ahnte, dass er schwul war. Wie sonst könnte er mit schwulen Freiern rummachen? Auch diese Nacht schliefen sie wieder gemeinsam in einem Bett, doch diesmal fragte Nadine ihn vorsichtig: »Du sag mal, magst du Männer lieber als Frauen?«

Daniel begann zu lachen. »Nein, nein, ich stehe auf Frauen, aber um Kohle zu verdienen, ist es mit Männern einfacher. Ich lass mich ja nicht vögeln, ich besorge es denen meist mit der Hand oder ich vögel sie. An meinen Hintern kommt keiner.« Und wieder musste er lachen. »Wieso fragst du das?«, fragte er dann doch noch.

»Na ja«, druckste Nadine rum, »wir liegen hier seit Tagen zusammen in einem Bett und du hast noch nicht einmal versucht, mich anzufassen und dann das mit deinen Freiern, da liegt das doch wohl am nächsten, oder?«

Daniel schaute Nadine fest in die Augen. »Ich habe dich nicht angefasst aus Respekt vor dem, was du erlebt hast.« Seine blonden Haare hingen ihm im Gesicht und ließen ihn jungenhaft wirken. Die blauen Augen sahen Nadine ernst an, sie wurde rot dabei.

»Willst du denn, dass ich dich anfasse?«, fragte er spitzbübisch.

Nadine drehte sich abrupt zur Seite, denn sie fühlte sich ertappt.

»Was ist jetzt?«, wollte Daniel wissen. Nadine sagte nichts, es war ihr unangenehm, über ihre Gefühle zu reden. Sie liebte Daniel nicht, aber sie schwärmte für ihn und sie hätte gerne gewusst, wie es ist, von ihm geküsst zu werden. Daniel kam ganz nah an Nadines Ohr und küsste es sanft, dabei flüsterte er: »Gib's zu! Du bist heiß auf mich.«

Nadine schüttelte den Kopf, aber ihre Gänsehaut strafte sie Lügen. Seine Lippen berührten ihren Hals und das reichte, um die Barriere zu überwinden. Nadine drehte sich zu ihm und küsste ihn zärtlich. Beide wurden schnell gierig und kosteten es aus. Sie hatte noch nie so leidenschaftlichen Sex gehabt, aber dennoch fehlte etwas. Es war dieses Einfühlsame und Zärtliche, das Lucas ihr gab. Daniel war nur auf sich fixiert und darauf, dabei gut auszusehen. Nadine spürte den Unterschied und sehnte sich so sehr nach Lucas. Als sie fertig waren, schlief Daniel gleich ein. Nadine lag noch lange wach und dachte an den Mann, den sie so sehr liebte.

Daniel war schon wach, als Nadine ihre Augen öffnete und ohne große Umschweife sagte er »Also heute dein erster Freier?« Nadine wurde es mulmig, aber ihr blieb ja nichts anderes übrig. »Ja«, sagte sie und Daniel versprach, auf sie aufzupassen. Bevor sie losgingen, zog Daniel für sich und sie noch eine Nadel auf, um den Tag gut zu überstehen.

Dann stand Nadine am Geländer am U-Bahn-Übergang, als sie von einem älteren, jedoch sehr gepflegten Mann angesprochen wurde. »Na, Kleine, was verlangst du denn?«

»Mit der Hand«, sagte Nadine keck, obwohl ihr das Herz bis zum Hals schlug, »kostet es 30 DM, wenn du ficken willst, kostet das 50 DM und 30 extra fürs Zimmer.«

Der Mann überlegte kurz und sagte: »Okay, dann mit Zimmer.«

Sie ging voraus und ließ sich dann in seinem Benz nieder. Er kam nicht aus Berlin, sie musste ihm den Weg zeigen. Sie fuhren zu der Pension, die Nadine von ihrem Alleingang kannte. Rainer würde ziemlich doof gucken, wenn sie auf einmal mit einem Freier ankam, aber das war Nadine egal.

Beide betraten die Pension, und wie sie es vorausgeahnt hatte, stand Rainer an der Rezeption. Er schaute nicht schlecht, als er Nadine erkannte. Nadine schaute Rainer nicht an, denn ihr Gewissen nagte an ihr. Sie wusste, dass er enttäuscht sein würde. Der Freier zahlte und Rainer ließ sich erst mal nichts anmerken. Als die beiden das Zimmer betraten, wusste Nadine, dass es jetzt ernst wurde. »Zieh dich aus«, sagte der Typ da auch schon und Nadine tat, wie ihr befohlen. Sie schämte sich, aber die Aussicht, bald einen Fuffi in der Hand zu halten und damit ihren nächsten Schuss finanzieren zu können, war verlockend, dieser Drang einfach stärker. »Zuerst will ich die Kohle haben«, sagte Nadine. Das hatte ihr Daniel zuvor noch eingebläut: Immer vorher das Geld verlangen, denn wenn sie ihren Spaß gehabt haben, wollen die Kerle meist nichts mehr von irgendwelchen Absprachen wissen. Der Freier öffnete seinen Geldbeutel und gab Nadine die 50 DM. Dann holte er ein Kondom raus. Nadine war erleichtert, als er dieses glibberige Ding über seinen Penis zog. Sie hätte nicht gewusst, wie sie das hätte machen sollen. »Ich gebe dir noch 20 DM extra, wenn du ihn vorher noch schön bläst«, sagte der Freier. Nadine wusste nicht, was er meinte und so steckte sie erst die 20 DM ein, nahm dann seinen Penis in die Hand und pustete so gut sie konnte dagegen. Der Freier sah sie verdattert an und fragte: »Was machst du denn da?«

»Na ja, ich blase, wie du es wolltest.«

Er nahm ihren Kopf in die Hand und drückte ihr den Penis in den Mund. Nadine würgte und bekam kaum Luft. Sie stieß ihn weg. »ich mag das nicht! Jetzt fick mich und sieh zu, dass du fertig wirst!«

Der Typ legte sich auf sie und es dauerte nicht lange, da stöhnte er kurz und schien fertig zu sein. Nadine war erleichtert, der Schweißgeruch und die ganze Situation hätten sie beinah zum Kotzen gebracht. Der Typ zog sich an und ließ Nadine allein im Zimmer zurück. Sie war froh, noch ein bisschen Zeit für sich selbst zu haben. Sie wusch sich am Waschbecken und ekelte sich vor sich selbst. Hatte sie das wirklich getan, hatte sie jetzt wirklich das erste Mal für Kohle die Beine breit gemacht? Sie war erschrocken, doch die 70 DM waren schnell verdientes Geld.

Es klopfte, sie öffnete. Rainer stand vor der Tür. »Sag mal, Kleine, was machst du für Sachen? Jetzt gehst du doch anschaffen.«

»Das war mein erster Freier«, sagte Nadine, als würde sie sich rechtfertigen müssen.

»Das ist doch scheißegal«, sagte Rainer, »du hast damit angefangen ... und guck dir mal deine Arme an! Du bist komplett abgestürzt. Was ist passiert?«

Nadine antwortete nicht. Sie zog sich an und schnappte ihre Tasche.

»Mensch Mädchen, es ist schade um dich, wirklich. Ich hatte gehofft, wenigstens du bekommst die Kurve.« Wie so oft resignierte Rainer auch bei Nadine, denn er hatte schon viele wie sie gesehen und wusste, denen ist nicht zu helfen.

Nadine stieg in die U-Bahn und dachte an die Worte von Rainer. Er hatte recht; sie war vollkommen abgefuckt. Sie hatte genau den Weg eingeschlagen, den Richy für sie nie gewollt hatte. Wenn er noch leben würde, wäre hier der Punkt, an dem er sie windelweich prügeln würde. Trotzig dachte Nadine: ›Er ist aber nicht da und keiner interessiert sich für mich, also lebe ich so, wie ich es will ... und momentan will ich es eben so. Wenn ich meine eigene Wohnung habe und mit der Musik mein Geld verdiene, dann entziehe ich und dann lebe ich auch anständig.‹ Nadine träumte immer noch von der großen Musikkarriere und merkte gar nicht, wie naiv sie war und dass sie sich selbst belog.

Sie traf vollkommen genervt am Bahnhof Zoo ein und sah Daniel auch schon beim Tickern. Sie ging auf ihn zu und sagte nüchtern: »So, meine erste Kohle hab ich angeschafft.«

»Und? Alles glatt gelaufen?«, wollte Daniel beiläufig wissen. Nadine nickte nur und sagte dann: »So, hier haste nen Fuffi, gib mir Stoff, ich brauch nen Schuss als Belohnung.«

Daniel kassierte das Geld und gab Nadine ihr Päckchen. Sofort ging sie aufs Bahnhofsklo und setzte sich einen Schuss. Eine halbe Stunde später stand sie dann wieder gut gelaunt und aufgedreht am Bahnhofsplatz und quatschte mit ein paar Kids vom Kiez, die auf der Straße lebten. Plötzlich sah sie den Fotografen aus dem *Sound* mit einem der Junkies reden. Als er Nadine sah, beendete er das Gespräch sofort und kam auf sie zu. »Hey«, sagte er, »dich hier zu sehen ... Was machst du hier?«

Nadine sagte: »Ick warte auf meinen nächsten Freier«, und lachte dabei.

»Was? Du gehst hier anschaffen?«

»Ja, ab und zu« Nadine tat abgebrüht. so als wäre sie eine der Straßenmädchen und das schon seit Jahren, was so ja nicht stimmte, eine blutige Anfängerin war sie.

Der Fotograf witterte seine Beute und hakte nach: »Hast du nicht Lust, mir deine Geschichte zu erzählen?«

»Was bekomme ich dafür?«

»Ich gebe dir 200 DM, wenn ich die Geschichte und die Bilder veröffentlichen darf.«

»Und ich muss nichts weiter tun, als dir meine Geschichte zu erzählen und ein paar Bilder machen zu lassen und bekomme dafür 200 DM?«

»Ja«, sagte der Fotograf, »sicher!« Ich verspreche, dass du nichts weiter dafür tun musst.«

Nadine überlegte kurz. Wenn sie daran dachte, wie sehr sie sich vorhin vor dem Freier geekelt hatte ... und hier sollte sie 200 DM bekommen, ohne dass sie großartig was dafür tun musste. Sie willigte ein.

Der Fotograf machte mit ihr aus, dass sie sich irgendwo trafen, wo es ruhiger war. Außerdem brauchte er Fotos, die authentisch waren. Sie gingen also in ein Lokal in der Nähe vom Zoo. Als sie am Tisch saßen, holte er aus seiner Tasche ein Diktiergerät, das er vor Nadine aufbaute. Er fragte, Nadine antwortete und so langsam begann das Eis zu brechen. Der Typ war nett und gab Nadine das Gefühl, er interessiere sich wirklich für sie und ihr Leben. Sie erzählte ihm vieles ... nicht alles, aber doch sehr viel, die Vergewaltigung ließ sie weg. Sie erzählte von ihren Eltern und Geschwistern und wie sie dazu gekommen war, hier am Zoo anzuschaffen und Drogen zu nehmen. Die Zeit verging wie im Flug und Nadine hatte bald keine Lust mehr. Der Fotograf packte das Diktiergerät weg und vereinbarte mit Nadine, am nächsten Tag Bilder zu machen, wenn sie auf Freiersuche war. Auch in der *Ameise* wollte er Fotos machen. Ob Rainer da mitspielen würde? Sie glaubte es kaum, aber darum musste sich der Typ kümmern. Nadine bekam einen Vorschuss von 100 DM und freute sich nun auf den Abend. Mit dem Geld konnte sie im *Sound* ein bisschen was essen und abtanzen, bestimmt war auch noch ein Schuss drin.

Am nächsten Tag traf Nadine wie besprochen den Fotografen. Sie war down und brauchte dringend ein Schuss. So stellte sie sich, wie auch das Mal zuvor, aufs Bahnhofsgelände und musste auch gar nicht lange warten, als sie von einem Freier angesprochen wurde. Versteckt stand der Fotograf in ihrer Nähe und schoss ein Bild nach dem anderen. Er hatte ihr zuvor erklärt, wie sie sich zu positionieren hatte, damit die Fotos auch wirklich gut wurden. Doch Nadine hatte kein Glück; der Freier wollte zu wenig zahlen. Sie ging nicht mit ihm mit. Nun wurde sie nervös. Sie musste sich bald einen Schuss setzen ... Da kam Daniel wie aus dem Nichts auf sie zu. Nadine fragte ihn sofort, ob er ihr etwas vorschießen konnte. Er gab ihr ein Päckchen und Nadine verschwand wie immer auf der Toilette.

Der Fotograf wartete und als Nadine wieder bei ihm war, sagte er ihr, dass die Fotos richtig gut geworden sind. Er wollte jetzt mit ihr zur *Ameise*. »Ich habe aber noch keine Kohle verdient für heute Abend«, sagte Nadine da. Der Fotograf gab ihr den Rest von der vereinbarten Summe und fuhr dann mit ihr zur Pension.

Rainer schien Bescheid zu wissen, denn er ließ beide ohne Protest in eines seiner Zimmer. Da saß Nadine nun auf dem Bett und der Fotograf machte seine Bilder. Als sie fertig waren, lud er Nadine zum Essen ein. Sie war stoned und ihr ging es gut. Beide saßen in einer Pizzeria und unterhielten sich. Der Fotograf war ein echt Netter und gab ihr sogar das Gefühl von Anerkennung. Er schob ihr noch mal 100 DM rüber und sagte: »Das ist dafür, dass du heute Nacht mal anständig pennen kannst. Du siehst fertig aus. Such dir ein Zimmer mit Badewanne und geh dann mal ins Bett und schlaf Dich aus.« Nadine steckte das Geld ein und versprach ihm, mal eine ruhige Nacht zu verbringen. Sie verabschiedeten sich und Nadine ging wieder in Richtung Zoo.

Auch diesen Abend verbrachte Nadine im *Sound*, aber ihr ging es nicht gut, sie fühlte sich schwach und müde. Die Drogen puschten sie auf, aber irgendwie fühlte sie sich krank. Ihre Füße waren angeschwollen und in den Stiefeletten taten ihr die Zehen weh. Auch das Schlucken fiel ihr schwer. Sie kam sich vor wie in Trance. Als sie auf die Toilette ging, merkte sie, dass mit ihr auch im Intimbereich etwas nicht stimmte. Es tat weh und sie bekam es mit der Angst zu tun.

Später saß sie neben Daniel und knutschte mit ihm rum, dann merkte sie, dass sie während des Küssens immer wieder wegsackte, als würde sie einschlafen. Ihr war auch kalt, sie hatte Schüttelfrost. Das konnte nicht von den Drogen kommen, das musste irgendwas anderes sein. Sie wusste nicht, was sie machen sollte und so entschied sie, es einfach zu ignorieren.

Es war schon hell draußen, als Daniel und noch ein paar andere entschieden, am Kiez frühstücken zu gehen. Nadine wollte eigentlich lieber ins Bett, aber Daniel überredete sie und versprach ihr eine Nase Koks, um wach zu bleiben. Sie gingen noch kurz im *Sound* aufs Klo, um sich eine Brise zu gönnen.

Nadine ging es dann für den Moment besser, als sie in die U-Bahn stiegen, wurde es Nadine aber schwindelig und sie verlor das Bewusstsein. Sie spürte wieder dieses wohlige Gefühl von Schwerelosigkeit. Das kannte sie ja schon von früheren Erlebnissen. Sie war wieder an diesem Haus mit der großen Tür, sie wollte sie öffnen und diesmal schaffte sie es sogar, die Klinke zu erwischen. Sie lief einen langen, dunklen Gang entlang und hörte, wie jemand ihren Namen rief. Sie lief der Stimme entgegen, immer weiter und weiter ...

Nadine war schwer krank, man ließ die U-Bahn anhalten, um einen Notarzt kommen zu lassen. Der stellte fest, dass Nadines Puls sehr schwach war und man fuhr sie ins Virchow-Krankenhaus – mit Blaulicht, denn man hatte es eilig.

Nadine bekam von all dem nichts mit. Sie stand am Rande einer großen Klippe, sah das Wasser unter sich und genoss die Aussicht. Es war sehr warm und sie wollte ins kühle Nass springen, aber irgendwie kam sie nicht dazu. Sie hörte wieder diese Stimme und drehte sich um, aber da war niemand. Sie stand einfach nur da und sah ins helle Sonnenlicht. Es zog sie magisch an und sie ging diesem warmen, schönen Licht entgegen. Und wieder diese Stimme, lauter, energischer, schon fast hektisch.

Sie spürte einen dumpfen Schmerz und fiel hin, stand wieder auf und lief weiter in Richtung Sonne – und wieder dieser dumpfe Schmerz, diese energische Stimme und das Fallen.

Sie landete weich auf sanftem Boden und wurde jäh in die Wirklichkeit gerissen. Ärzte beugten sich über sie und hatten sie mit aller Gewalt ins Leben zurückgeholt. Ihr Herz hatte versagt, man musste sie reanimieren. Sie sah das helle Licht der Klinikbeleuchtung und die besorgten Gesichter der Ärzte. Sie nahm nur Wortfetzen wahr und bekam all den Trubel nur wie aus weiter Ferne mit. Sie wusste, dass sie im Krankenhaus lag, sie wusste aber nicht, wieso und warum. Dann schlief sie ein und kam erst zwei Tage später zu sich.

Als sie aufwachte, hatte sie einen faden Geschmack im Mund. Ihr ganzer Körper tat weh. Sie lag allein in einem Zimmer und ihr ging es richtig mies.

Eine Ärztin kam herein und sah, dass Nadine wach war. Sie nahm ihre Hand und fühlte den Puls. »Sag mal«, sagte sie, »was machst du denn für Sachen?« Sie war sichtlich erleichtert, Nadine bei Bewusstsein zu sehen. Nadine hatte fürchterliche Schmerzen, die Ärztin gab ihr irgendetwas über den Tropf, als sie den kalten Schweiß auf ihrer Stirn sah. »Du bist auf Entzug«, erklärte die Ärztin, »und hinzu kommt, dass du dir eine schlimme Geschlechtskrankheit zugezogen hast. Man nennt sie Gonorrhö, im Volksmund auch als Tripper bekannt. Weißt du, bei wem du dich angesteckt haben könntest?«

Nadine schüttelte benommen den Kopf.

»Nachher kommt jemand von der Sozialstation, der sich mit dir unterhalten will. Du brauchst dringend Hilfe, denn wenn du so weitermachst wie bisher, wirst du nicht lange leben. Außerdem«, sagte die Ärztin und zog sich einen Stuhl an Nadines Bett, »haben wir die Heimleitung informiert. Du bist seit drei Wochen als vermisst gemeldet. Hier liegst du aufgrund deiner Geschlechtskrankheit auf einer Isolierstation. Das bedeutet für dich, dass du hier vorerst nicht raus kannst und auch niemand rein kann, es sei denn, du möchtest das und du bist nicht mehr ansteckend.«

Nadine verstand von alledem nur die Hälfte. ›Tripper‹, dachte sie, ›wo hab ich mir den denn geholt? Kann ja eigentlich nur

Daniel sein, denn mit den Freiern hatte sie keinen ungeschützten Sex.‹ Die Ärztin erklärte ihr auch, dass die Drogen den ganzen Zustand noch verschlimmert haben und dass Nadine von Glück reden kann, dass sie wohl keine bleibenden Schäden zurückbehalten würde. Der Schmerz, den sie in der Brust spürte, kam von dem Reanimationsversuchen, aber die würden bald vergehen, auch die Entzugserscheinungen würde man hier so gut wie möglich eindämmen – das betraf aber nur den körperlichen Entzug, den im Kopf müsste Nadine allein auf die Reihe bekommen.

Die Ärztin schien sehr nett zu sein und Nadine hörte genau zu, was sie ihr sagte. Sie sah Nadine an und fragte, wie lange sie schon Drogen nahm, Nadine konnte die Frage nur mit einem Schulterzucken beantworten. »Ist das dein erster Entzug?«, wollte die Ärztin wissen und Nadine nickte. »Okay«, sagte sie, »wir bekommen das hin, du musst aber ein bisschen mithelfen. Du wirst die nächsten drei Tage immer wieder Schmerzen haben und dein Körper wird sich verkrampfen, dagegen können wir dir Medikamente geben, zum Beispiel Rohibnol. Das stellt deinen Körper ruhig. Aber das, was im Kopf passiert, dagegen musst du selber ankämpfen und wie gesagt, ein Psychologe wird dir dabei helfen. Wir haben hier auf der Station auch einen Raucherraum. Sobald du aufstehen kannst, darfst du natürlich auch rauchen. Hast du jemanden, der dir vielleicht ein paar Sachen bringen kann.« Nadine erklärte ihr, dass sie nur noch ein paar Klamotten im Heim hatte und der Rest sich in der Pension befand. »Okay«, sagte die Ärztin, »wir kümmern uns drum. Willst du aus dem Heim jemanden sprechen?«

»Nein!« Nadine schüttelte den Kopf. Die Ärztin sah sie besorgt an und verließ das Zimmer. Ihr tat dieses Mädchen leid und sie verstand nicht, wie man so jung schon so tief gesunken sein konnte. Sie hatte einige Patienten behandelt, die süchtig waren und sie kannte viele Frauen, die anschaffen gingen. Aber mit knapp 15 Jahren, das war dann doch schon eine ganz andere Hausnummer. Sie war sich sicher, dass, sobald dieses Kind entlassen wurde, der Kreislauf von vorne beginnen würde. Denn die Drogensucht ist das eine, aber die mentale Abhängigkeit ist das Eigentliche, das man mit Medikamenten nicht heilen kann.

Nadine lag im Bett und dachte über das Gesprochene nach. Zum ersten Mal begriff sie, dass sie wirklich alles, aber auch alles falsch gemacht hatte. Sie war abhängig und hatte es noch nicht einmal bemerkt. Sie war krank und auch das war an ihr vorbeigehuscht. Erst als es schon fast zu spät war, hat sie gemerkt, was los war. ›Wie kann man so bescheuert sein?‹, fragte sie sich. Sie spürte die Wirkung des Medikaments und wurde müde. Sie schlief ein und die nächsten Tage dämmerte sie vor sich hin, mal wach, dann wieder schläfrig. In ihr rebellierte jedes Organ. Sie übergab sich und zitterte drei Tage und Nächte. Es war die Hölle und Nadine beschloss, so etwas nie wieder erleben zu wollen.

Zumindest körperlich ging es ihr nach einer Woche besser. Ihre angeschwollenen Lymphknoten gingen zurück und die Entzündungswerte normalisierten sich.

Nadine saß gedankenverloren auf dem Bett, sie fühlte sich noch immer schwach, als eine Schwester das Krankenzimmer betrat und sie fragte, ob sie Lust auf Besuch hätte. »Wer ist denn da?«, fragte Nadine.

»Ein junger Mann«, antwortete die Schwester. »Er hat Sachen für dich dabei. Drei Reisetaschen und deine Handtasche. Wir haben die Sachen schon kontrolliert und den jungen Mann auch, also kannst du sie jetzt abholen, wenn du magst.«

Nadine wusste, dass das nur Daniel sein konnte, aber sie wollte ihn nicht sehen und bat die Schwester, die Sachen anzunehmen, aber den jungen Mann nach Hause zu schicken.

Es dauerte nicht lange und die Schwester kam vollgepackt zurück ins Zimmer und stellte die Sachen vor den Kleiderschrank. »Soll ich dir beim Einräumen helfen?«

Nadine schüttelte den Kopf. Die Schwester verließ den Raum und Nadine begann, ihr Zeug in den Schrank zu räumen. In ihrer Handtasche fand sie zwei Schachteln Zigaretten und 50 DM, die musste ihr Daniel rein gepackt haben. Dafür war sie ihm dankbar. Die Sachen waren fast alle schmutzig und Nadine begann, zumindest ihre Unterwäsche im Wachbecken so gut es ging zu säubern und hing sie dann über die Heizung.

Die Ärztin kam herein, um Nadine ihre Ration an Medikamenten zu verabreichen. Da sah die von Hand notdürftig gereinigte Wäsche und bot Nadine an, die Sachen von der Krankenhauswäscherei reinigen zu lassen. »Ich bringe dir einen Plastiksack mit deinem Namen drauf. Da kannst du alles rein schmeißen und morgen bekommst du deine Sachen dann sauber wieder.«

Nadine bedankte sich und fragte dann: »Darf ich eine rauchen gehen?«

Die Ärztin lächelte. »Ja klar. Warte, ich bring dir ein Nachthemd und Hausschuhe und einen Bademantel, okay?«

Sie kam nach einigen Minuten zurück und Nadine zog dieses Flatterhemdchen aus und schlüpfte in ein Omanachthemd, warf den Morgenmantel über und zog die Latschen an. Dann ging sie gemeinsam mit der Schwester zum Raucherraum. »Du kannst auch auf dem Balkon rauchen. Es ist herrliches Frühlingswetter.«

Nadine betrat das Zimmer, wo bereits zwei andere Mädels gesellig schwatzten. Als sie Nadine sahen, lächelte die eine und sagte: »Na, auch auf ISO? Was hast du denn?«

Nadine erklärte ihr, was ihr fehlte und die beiden Mädchen sahen sie verblüfft an.

»Wie ein Junkie siehst du aber nicht aus«, kam es von der einen wie aus der Pistole geschossen.

Sie unterhielten sich und Nadine erfuhr, dass die beiden Mädchen auf der Kurfürstenstraße anschaffen gehen. Beide wurden von der Polizei geschnappt und auch sie hatten Tripper.

Nadine rauchte, hielt sich aber nicht lange auf. Sie war müde und wollte einfach nur noch ins Bett. Auf dem Weg in ihr Zimmer traf sie eine Schwester. »Mensch, ich suche dich schon die ganze Zeit«, sagte sie. »Draußen steht ein Typ. Er sagt, er sei Reporter und würde dich sprechen wollen.«

Den hatte Nadine total vergessen. »Ja«, sagte sie, »den kenne ich. »Darf ich mit ihm sprechen?«

»Natürlich«, sagte die Schwester. »Ich lass ihn rein, warte in deinem Zimmer.«

Es dauerte nicht lange und die Tür öffnete sich. Der nette Reporter stand im Zimmer und sah Nadine besorgt an. »Sag mal, was machst du denn für Sachen?« Er setzte sich. »Ich habe durch Zufall Daniel getroffen, der mir sagte, dass du hier bist.«

Nadine freute sich über seinen Besuch und erzählte ihm, was passiert war.

»Mensch«, sagte er, »das setzen wir zum Artikel dazu, wenn das okay ist für dich.«

Nadine schaute ihn argwöhnisch an. »Willst du mich hier fotografieren?«

»Ja«, sagte er, »das ist wichtig. Du bekommst dafür auch noch mal 200 DM.« Er stellte ein Tüte auf den Tisch. Orangensaft, Gummibärchen, Schokolade und Äpfel waren drin. Zwei Schachteln Zigaretten hatte er auch mitgebracht.

Eine Schwester betrat das Zimmer und kam mit einem wunderschönen Strauß bunter Blumen ins Zimmer und stellte die auf den kleinen Tisch. »Ach ja«, sagte der Reporter, »und die sind von der Redaktion, ich soll dir von allen gute Besserung wünschen.«

Nadine staunte und war sogar etwas gerührt. »Okay«, sagte sie, »du kannst das Foto machen und auch schreiben, was los war.«

Er öffnete den Geldbeutel und gab ihr 200 DM. Dann knipste er einige Bilder und hörte sich an, was Nadine ihm erzählte. Er schrieb alles auf und sagte zu ihr, dass der Bericht im April als erste Ausgabe erscheinen würde. »Zudem«, sagte er, »wird noch ein Kurzfilmprojekt gemacht, das dann im SFB erscheint. Dazu brauchen wir dich aber auch, also musst du schnell gesund werden.«

»Ein Kurzfilm?«, fragte Nadine nach.

»Ja«, sagte er, »das wird eine Reportage zu diesem Artikel. Wir drehen in einer Disco. Dafür bekommst du zusätzlich Geld, wie viel weiß ich noch nicht, aber nun werde erst mal gesund. Ich komme die nächsten Tage vorbei und dann bereden wir alles weitere.«

Nadine war müde, die Krankheit zerrte an ihr und sie war froh, wieder allein zu sein. ›Anfang April‹, dachte sie. ›Mann, das ist in drei Wochen. Ich habe ja auch bald Geburtstag ... Wie die Zeit vergeht!‹

Dann schlief sie ein.

Nadine wurde zwei Wochen später von einer Frau vom Jugendamt aus dem Krankenhaus abgeholt. Man hatte ihr restliches Zeugs aus der Ollenhauer abgeholt und war nun mit ihr auf dem Weg nach Lichterfelde. Sie kam wieder ins Lerchennest. In diesem Heim war sie schon mal als Kleinkind, man hatte sie dort damals untergebracht, als ihre Pflegemama gestorben war. Als 9-Jährige kam sie dann wieder zurück zu ihren Eltern. In den sechziger und siebziger Jahren war dieses Heim ein diakonisches Haus, das von Nonnen betreut und geleitet wurde. Das ist zwar auch heute noch so, allerdings geht es nicht mehr ganz so streng zu und die Nonnen haben die Erziehung der Jugendlichen und Kinder in die Hände von Pädagogen gelegt. Nadine war überrascht, dort untergebracht zu werden und die Dame vom Jugendamt erklärte ihr, dass sich die Erzieherin aus der Ollenhauer dafür eingesetzt hat. Nadine dachte an Kerstin und war ihr dankbar. Sie hatte sie enttäuscht, das wusste sie, irgendwann würde sie es gut machen.

Sie standen vor der Einfahrt zum Lerchennest und Nadine spürte dieses alte Gefühl wieder, das sie schon als kleines Mädchen gehabt hatte, wenn sie vor diesem Tor stand. Es war komisch, alles war so vertraut. Sie fühlte sich auf Anhieb wohl und war glücklich, ein neues Zuhause zu bekommen. Sie sah die gelbe Fassade, den Garten und das alte Herrenhaus davor. Sie erinnerte sich an schöne Stunden in diesem Haus, das zur Straße stand. Sie hatten hier immer Bibelstunde mit Schwester Beate – im Sommer auf dem Balkon und im Winter mit Kerzenlicht eingekuschelt auf der Couch. Dort lernten die Kinder die Bibel kennen und sangen sehr viel – tolle Gospels und Kirchenlieder.

Der gelbe große Wohnkomplex war in vier Gruppen aufgeteilt. Es gab einen Andachtsraum und einen riesigen Garten. Das ganze Grundstück war ruhig und schön gelegen. Zwischen den beiden Gebäuden entdeckte Nadine die kleine Blumeninsel, die es schon früher gegeben hatte und die sie ihr ganzes Leben nicht vergessen hatte. Und nun fiel ihr der Traum ein, den sie als kleines Mädchen hatte. Sie war damals in dieses Heim gekommen, weil ihre Pflegemama an Krebs erkrankt war, ihr Pflegevater hatte sie hierher gebracht, weil sich niemand um sie kümmern konnte. Man versprach ihr damals, sie war gerade sechs Jahre alt, man würde sie wieder abholen, sie wäre nur in den Ferien hier. Man hatte sie belogen, denn aus ein paar Wochen Ferien waren mehr als drei Jahre geworden.

Lange hatte Nadine jeden Sonntag an dem großen Erkerfenster auf das runde Blumenbeet gestarrt und gehofft, ihr geliebter Pflegevater würde kommen und sie abholen. Tränenreich verließ sie diesen Erker jeden Sonntag, sobald die Besuchszeit vorbei war. Eine Nacht, bevor ihre Pflegemama starb, träumte sie, dass in diesem Blumenbeet ein unterirdisches Grab war. Sie sah ihren Pflegevater, wie er in bayrischer Tracht mit dem Sarg ihrer Pflegemama die Stufen hinab stieg. Ihre Pflegemutter lag sanft gebettet in einem warmen rot-orange erleuchteten Raum in einem in dem Gemäuer liegenden Bett. Da lebte sie und sprach mit Nadine, streichelte sanft, wie sie es oft tat, über ihr Gesicht. Als sich Nadine aber zu ihr kuscheln wollte, zog ihr Pflegevater sie aus diesem warmen Raum und schüttete das Grab mit großen Felsen zu.

Diesen Traum hatte Nadine nie vergessen und auch jetzt, wo sie hier stand, hatte sie ihn vor Augen. Irgendwie war das Schicksal, dass sie nach ihrem Drogenentzug und ihrer Bahnhof-Zoo-Karriere ausgerechnet wieder hier landete, dachte sie.

Sie schaute hoch zu diesem Erkerfenster und schüttelte das traurige Gefühl, das sie überkam, ab, denn sie hatte hier immer das Gefühl gehabt, zu Hause zu sein. Das war damals als Kleinkind schon so und heute empfand sie genauso. Sie war gespannt auf die Menschen, die hier lebten, war gespannt auf das, was nun kommen würde.

Sie gingen zur Anmeldung und Nadine fragte sich, ob es immer noch Frau Schade war, die dort das Büro hütete. Und tatsächlich; die alte Dame gab es immer noch. Sie konnte sich sogar an Nadine erinnern. Schon als kleines Mädchen war sie ein Rebell und Frau Schade erzählte Anekdoten aus Nadines Kindertagen. Die Dame vom Jugendamt bat Nadine dann, das Zimmer zu verlassen und draußen zu warten.

Als Nadine da so saß, kam ein Mann zu ihr, der sehr streng aussah. Doch er stellte sich mit einem Lächeln vor. »Mein Name ist Bremer, ich bin der Heimleiter und werde dir gleich deine Gruppe zeigen. Henk, einer unserer Erzieher, ist heute da und du kannst dann mit ihm ein psychologisches Gespräch führen.«

Dann öffnete sich die Tür wieder und Frau Schade kam heraus, sah Nadine an und sagte: »Na, mein Mädchen, dir ist es in den letzten Jahren wohl sehr schlecht ergangen, oder?«

Nadine sah Frau Schade an und hätte am liebsten losgeheult, aber sie war viel zu aufgeregt und nickte einfach nur kurz.

Dann kam noch ein Mann dazu, der echt cool aussah.

Er sprach in einem witzigen Dialekt und stellte sich ebenfalls vor. »Hey«, sagte er salopp mit einem Grinsen im Gesicht, »ich bin Henk und leite die Gruppe 1, in der du nun deinen Platz hast. Alles weitere bequatschen wir gleich, okay?« Nadine lächelte zurück und wollte ihre Sachen packen, als Henk sagte: »Lass das erst mal stehen, ich hole es dir gleich. Wir zeigen dir jetzt erst mal dein Zimmer und dann reden wir bei 'ner Tasse Kaffee.«

Nadine fand die Stimmung toll und freute sich.

Sie gingen in ihr neues Zimmer, das viel größer war als das in der Ollenhauer. Sie würde es sich mit nur mit einem anderen Mädchen teilen. Dann zeigte man ihr die anderen Räumlichkeiten, bevor sie mit Henk in das Erzieherzimmer ging, um das Aufnahmegespräch zu führen.

Er kannte Nadines Akte bereits und hatte sich auch ausführlich mit Kerstin unterhalten. Das Mädchen galt hier als Sonderfall, denn sie hatte eine ganz besondere Geschichte. Henk war sehr einfühlend, so empfand Nadine und sie mochte ihn auf Anhieb. Er fragte sie viel und hörte zu, wenn sie erzählte. Er fragte nach ihren Eltern und auch nach ihren Geschwistern und Nadine erzählte ihm alles, was sie bisher erlebt hatte. Es war seltsam; zu ihm hatte sie sofort großes Vertrauen. Henk spürte, dass sich Nadine ihm öffnete und gab ihr das Gefühl, hier willkommen zu sein. Er besprach mit ihr die Regeln, die bei Weitem nicht so streng waren wie im Knast. Er wusste, dass Nadine noch lange nicht über den Berg war, ihre Drogensucht noch nicht überwunden hatte und er wusste auch, dass die anderen hier, zumindest was das betraf, eingeweiht werden mussten. Damit sie eventuelle Zwischenfälle auch verstanden. Hier gab es 15 Jugendliche, die ebenfalls ein schweres Leben hatten, aber niemand hatte derartiges erlebt wie Nadine.

Auch von der Musik erzählte Nadine nun und Henk sah das Leuchten in ihren Augen, als sie davon sprach. Auch ihm bedeutete Musik viel und er erzählte, dass er Gitarre spielt und man gemeinsam an ihrem Gesang basteln könnte.

Als sie nach knapp vier Stunden das Zimmer verließ, hatte Nadine das Gefühl, einen Freund gefunden zu haben und fühlte sich seltsam wohl.

Es war Abendbrotzeit und die Kids machten sich alle gemeinsam dran, den Tisch zu decken. Nadine stand gerade in ihrem neuen Zimmer, als die Tür aufflog und ein Mädchen herein schneite. »Hey«, sagte sie, »ich heiße Ingeborg und wohne mit dir zusammen.« Nadine sah ein freundliches, freches Grinsen und lächelte schon fast schüchtern zurück. »Lass das mal mit dem Auspacken! Wir gehen jetzt erst mal essen, den Rest machen wir nachher gemeinsam, okay?« Nadine lachte und Ingeborg hakte sich wie selbstverständlich bei ihr ein und beide gingen in den Aufenthaltsraum. Dort saßen Jungen und Mädchen zusammen und Nadine war verwundert über diese Situation. Henk bat um Ruhe und stellte Nadine vor. Er erklärte ihnen in groben Zügen, wie es um Nadine stand und bat darum, sie einfach ohne großes Spektakel in der Gemeinschaft aufzunehmen. Man schaute Nadine an und war natürlich neugierig, aber Henk sagte sofort, dass sie das alles nach und nach erfahren würden. »Wir machen heute Abend eine Schlummerstunde, bevor wir ins Bett gehen. Ihr kennt das ja und könnt Nadine nachher erklären, worum es da geht. Jetzt wird erst mal gefuttert«, lachte Henk und setzte sich in die Mitte des Trubels und begann zu essen.

Ingeborg, ihre neue Zimmergenossin, schenkte Tee ein und nun wurde gelacht und geredet. Nadine hatte gar keinen Hunger, sie war so aufgeregt und nervös, dass sie nur dem Treiben zuschaute und im Inneren einfach nur dachte, dass es sich gut anfühlte, hier zu sein.

›Noch zwei Wochen‹, dachte Nadine plötzlich, ›dann kommt der *Stern* raus und jeder hier wird wissen wollen, was genau mit mir passiert ist.‹ Sie schämte sich schon jetzt, denn trotz des schönen Gefühls, hier zu sein, spürte sie auch, sie war hier irgendwie fehl am Platz.

Ingeborg kam nach dem Essen zu ihr und gemeinsam verließen sie den Aufenthaltsraum. Dann machten sich daran, ihr Zimmer neu zu gestalten. Sie hatten von hier einen tollen Blick in den Garten und jeder hatte sein eigenes Fenster. Ingeborg war sehr ordentlich und rauchte auch nicht. ›Na toll‹, dachte Nadine, ›da ist Ärger vorprogrammiert.‹ Aber Nadine hatte den Gedanken noch nicht ganz zu Ende gedacht, da nahm Ingeborg ihr auch schon den Wind aus den Segeln. »Falls du rauchst, musst du das eben bei offenem Fenster machen und 'nen Aschenbecher benutzen. Wir machen 'nen Aufräumplan und jeder macht seinen Bereich alleine sauber. Den Rest halten wir gemeinsam in Ordnung.« Erleichtert willigte Nadine ein.

Als Ingeborg sah, wie wenige Klamotten Nadine hatte, fragte sie sofort, ob das alles sei.

»Nein«, sagte Nadine, »ich habe noch zwei Reisetaschen, die in einer Pension liegen. Die muss ich, sobald es geht, abholen.«

»Na ja«, sagte Ingeborg, »du wirst auch Bekleidungsgeld bekommen und Taschengeld auch, da kannst du ja nach und nach aufstocken.«

Nadine ging als sie fertig war vors Haus und setzte sich auf die Treppe, um eine zu rauchen. Sie ließ den Blick schweifen und stellte fest, dass sich so fast gar nichts verändert hatte.

Henk sah aus dem Fenster und sah Nadine auf der Treppe sitzen. Er kam zu ihr und drehte sich eine »Fluppe«, wie er sagte. »Und«, fragte er, »wie geht es dir?«

Nadine erzählte ihm, dass sie als kleines Kind schon mal hier war und sich wohl fühlte. Sie erzählte ihm auch, dass sie ihre Klamotten noch in der Pension hatte und gerne dorthin fahren würde, um sie abzuholen. Henk willigte ein, nannte es »Vertrauensvorschub« und gestattete den Ausflug gleich für den nächsten Tag. Danach müssten sie sich aber über das Thema Schule unterhalten, fügte er hinzu. Nadine hatte so gar keine Lust auf Schule, aber sie wusste auch, wenn sie sich querstellen würde, gäbe es Ärger. Also willigte sie ein und versprach, am nächsten Tag pünktlich zu Hause zu sein.

Die Nacht träumte Nadine immer wieder sehr unruhig und fand kaum Schlaf. Das waren sicher noch Nachwirkungen von ihrer Sucht; sie schwitzte und ihr war kalt. Was würde sie jetzt für einen Schuss geben, nur um ihrem Körper Ruhe zu verschaffen? Sie sehnte sich danach.

Es wurde schon hell draußen und Nadine lag immer noch wach in ihrem Bett. Alles war so neu und irgendwie fühlte sie sich unwohl. Sie krabbelte aus dem Bett und schlich sich ins Bad, hüpfte unter die Dusche.

Als sie raus kam, eingewickelt in ein Handtuch, stand plötzlich ein Junge vor ihr. »Du bist die Neue«, sagte er und Nadine nickte. »Ich heiße Frank.«

»Und ich Nadine«, sagte sie freundlich.

Frank war groß, hatte dunkle lange Haare und stand in Arbeitsklamotten vor ihr. Seiner Kleidung nach zu urteilen schien er Maler zu sein, alles war voller Farbe. »Ich muss zur Arbeit«, sagte Frank da auch schon. »Du bist früh wach, was hast du vor?«

»Nix«, sagte Nadine, »ich habe nur nicht schlafen können.«

»Komm lass uns gemeinsam frühstücken und 'nen Kaffee trinken. Ich muss erst in 'ner Stunde los.«

»Ich zieh mir nur schnell was an«, sagte Nadine und rannte ins Zimmer.

Ingeborg schlief noch, so suchte sie sich schnell ein paar Klamotten und ging dann zu Frank in die Küche.

Frank war 17 Jahre und machte eine Ausbildung zum Maler. Er gehörte zur Fraktion Rocker und war ein ruppiger, aber netter Kerl. Er hatte von den anderen schon gehört, warum Nadine hier war und so fragte er nicht viel. Er wollte sie einfach nicht nerven und sie einfach so nehmen wie sie war. Nadine unterhielt sich gerne mit ihm, denn er war unkompliziert und lustig. Er erzählte ihr von den Abläufen hier in der Gruppe und klärte sie über die Erzieher auf. Er hatte hier wohl in der Gruppe auch eine Freundin und freute sich, bald seine eigene Wohnung zu bekommen.

Die Zeit mit ihm verging wie im Flug. Dann stand Frank auf; er musste los zur Arbeit. Langsam erwachte auch das Leben im Haus. Jaqueline, die Freundin von Frank, kam in die Küche geschlurft, gab ihm noch einen Kuss und er verabschiedete sich.

Jaqueline war eigentlich keine Hübsche, Nadine hätte Frank was anderes zugetraut. Sie mochte dieses Mädchen nicht. Die Brille, die komischen Zähne und auch ihre ganze Art, lösten in Nadine Argwohn aus. Es lag vielleicht daran, dass dieses Mädchen von Nadine gar keine Notiz nahm, arrogant an ihr vorbei schaute. Ihre dunkelblonden Haare waren wüst zerstrubbelt, und auch ansonsten, wohl auch weil sie sehr klein war, sah sie aus wie Zwergnase. Nadine hatte dieser Jaqueline sofort diesen Spitznamen gegeben und war sich sicher, dass sie beide sicher keine Freundinnen werden würden.

Auch Ingeborg war wach und machte sich für die Schule fertig. Sie ging zur Realschule und gehörte da wohl zu den Besseren. Ingeborg war eine ganz Liebe und Nadine war glücklich, mit ihr in einem Zimmer zu wohnen. Sie kam zu Nadine und sagte: »Na, wie hast du geschlafen?«

»Fast gar nicht«, antwortete Nadine.

»Oh, was war los?«

»Alles noch zu neu«, sagte Nadine salopp, »aber egal, das wird schon.«

»Was hast du heute vor?«, wollte Inge wissen.

»Ich hole meine restlichen Klamotten und komm dann wieder her.«

»Ah okay. Wenn ich aus der Schule komme, können wir ja dann das Zimmer weiter gestalten.«

Nadine bekam Fahrgeld von Henk und machte sich auf den Weg in alte Gefilde. Die Sonne schien und es war ein herrlicher Frühlingstag. Nadine war noch nicht wirklich frei von Drogen und im Grunde genommen wusste sie, dass sie nicht ins Heim zurückkehren würde. Sie saß in der U-Bahn, als sie am Cottbuser Tor Daniel sah. Sie stieg rasch aus dem Zug aus und ging auf ihn zu. Er sah sie und sagte: »Na du! Wo kommst du denn her?«

Nadine erzählte ihm kurz, was geschehen war und setze sich zu ihm. Er dealte wirklich überall, dachte sie. Daniel hatte keine Scheu, seine Drogen auch an Kids zu verticken.

»Wo willst du hin?«, wollte er schließlich wissen.

»Ich hole meine Klamotten aus der *Ameise* ab und fahr dann zurück ins Heim«, sagte sie.

Daniel lachte. »Willst du dir das wirklich antun, so ganz brav sein und wieder zur Penne gehen?«

Nadine hatte keinen Bock auf Schule, das wusste Daniel und er wusste, wie er sie wieder ködern konnte, denn schließlich war Nadine eine seiner besten Kundinnen. Wenn sie drauf war, konnte sie anschaffen und dann bekam er sein Geld. Nadine schaute betrübt und dachte, dass er ja irgendwie recht hatte. ›Wirklich Lust auf Schule habe ich nicht.‹ Sie sagte ihm das aber nicht, sondern stieg in die nächste Bahn und fuhr erst einmal zur Eisenacher, damit sie ihre Klamotten bekam.

Sie stand vor der Pension und Rainer sah sie lächelnd an. »Mensch, Mädchen«, sagte er, »du schaust ja wieder fast gesund aus. Hast du ’nen Entzug gemacht?«

Nadine lächelte. »Ja, habe ich.« Sie merkte, dass Rainer einer der wenigen Menschen war, der sie wirklich mochte, und sie mochte ihn.

»Du willst bestimmt deine Klamotten holen«, sagte er und ging in die hintere Wohnung. Er kehrte mit ihren Taschen zurück und stellte sie neben der Rezeption ab. Dann kramte er hinter dem Tresen herum und legte eine Visitenkarte auf den Tisch. »Der Fotograf hat mehrmals nach dir gefragt.« Den hatte Nadine ja komplett vergessen. »Darf ich mal telefonieren?«, fragte sie daher. Rainer nickte, sie wählte die Nummer und es dauerte nicht lange, bis er sich meldete. Sie unterhielten sich kurz und er sagte, dass sie heute mit den Dreharbeiten beginnen würden. Nadine sollte sich am Abend mit ihm an der kleinen Disco treffen. Also war die Entscheidung schon gefallen; sie würde nicht zurückfahren.

Sie fuhr wieder zum Cottbuser Tor und ließ ihre Klamotten bei Rainer in der Pension. Daniel war noch immer da. »Ey«, sagte sie, »hast du ’nen Schuss für mich übrig?«

»Na klar«, sagte Daniel sofort. Und Nadine tat wie immer genau das, was sie eigentlich nicht tun sollte. Sie schnappte sich das Silberpäckchen und stieg in die Bahn zum Zoo. Dort wollte sie sich einen Freier suchen, um Daniel die Kohle geben zu können. Zuerst aber ging sie aufs Klo. Dann erst fiel ihr ein, dass sie ja gar keine Spritze mehr hatte. Ärgerlich darüber verließ sie die Toilette wieder und war auf dem Weg zur Apotheke, als sie von einem Freier angequatscht wurde. Sie überlegte kurz und sagte: »Okay Alter, erst fahren wir aber in die Apotheke.« Der Freier wollte es nur kurz im Auto besorgt haben, fuhr dennoch schnell zur nächsten Apotheke und holte für sie eine Spritze. Dann fuhren sie zu einem abgelegenen Parkplatz. Nadine wichste ihn und kassierte schnell 30 DM. ›Gutes Geschäft‹, dachte sie. Der Freier bot ihr an, ihr noch mal einen

Fuffi zu zahlen, wenn sie ihm gleich noch einmal einen runterholen würde und er dabei ihre Brüste kneten durfte. Nadine schob den Pulli hoch und nahm den Schwanz noch mal in die Hand. Es dauerte nicht lange und er war zum zweiten Mal fertig. Sie steckte die 50 DM ein, stieg aus und lief zum Zoo zurück. Endlich konnte sie sich den langersehnten Schuss setzen.

Nach so langer Zeit wirkte die Dosis natürlich in ihrer vollen Pracht. Fast bewusstlos saß Nadine bestimmt 20 Minuten auf dem Klo, um erst mal wieder auf die Füße zu kommen – der Kick war der Hammer.

Nadine sackte wieder ab und sie war zu naiv, um zu merken, dass sie bald am Ende sein würde. Nichts hatte sie gelernt aus den letzten Tagen, aber auch wirklich gar nichts, die Sucht war stärker.

Als sie wieder so einigermaßen laufen konnte, torkelte sie zum Vorplatz am Zoo. Dort erwartete sie Daniel schon, um seine Kohle zu kassieren. Ihm war Nadine egal, in dieser Welt existierte nur Egoismus; jeder musste sehen, wo er blieb.

Es war schon später Nachmittag, als sich Nadine aufmachte, um sich mit dem Journalisten zu treffen. Sie war gut drauf, als sie in der kleinen Disco ankam. Lauter Scheinwerfer und Menschen, die wie wild umher liefen. Alles war hell erleuchtet. Einige Besucher der Diskothek wurden als Statisten engagiert und standen nun einfach so rum. Der Journalist entdeckte Nadine sofort und begrüßte sie: »Super, dass du gekommen bist, dann können wir ja loslegen.« Eine junge Frau erklärte Nadine, was sie zu tun hatte. Sie sollte einen Dealer anquatschen und sich dann auf dem Klo einen Schuss setzen. Alles vor laufender

Kamera. Sicher war diese Szene nur gespielt. Danach sollte sie dann angetörnt wie wild zu David Bowies Song ›Heros‹ tanzen.

Es dauerte bis spät in die Nacht, als die letzte Klappe fiel. Die Kameraleute packten ihr Zeug zusammen und Nadine stand müde und auf Entzug an einer Säule, als der Journalist fragte, was sie jetzt vorhatte. Nadine hatte keine Ahnung, denn ins Heim konnte sie zumindest heute Nacht nicht zurück. »Ich habe kein Geld«, sagte sie, »und wo ich schlafen soll, weiß ich auch noch nicht.« Der Journalist zuckte seinen Geldbeutel und gab Nadine 100 DM. Damit konnte sie sich zumindest für heute in der *Ameise* eine Übernachtung leisten. »Morgen kommt der *Stern* raus«, sagte er zu Nadine. »Wenn du willst, treffen wir uns morgen noch mal.« Nadine sagte müde zu und verschwand in der Nacht.

Als Nadine am nächsten Morgen erwachte, ging es ihr hundeelend. Sie zitterte am ganzen Körper und der Schweiß stand ihr eiskalt auf der Stirn. Der gestrige Rückfall machte sich bemerkbar. Sie hatte deutliche Entzugserscheinungen, konnte sie kaum ertragen und so nahm alles seinen Lauf. Sie wusch sich, zog sich an und ging zum Zoo. Wieder stieg sie bei einem Freier ein und wieder setzte sie sich einen Schuss. Den Stoff hatte sie bei Daniel gekauft. Und dieses Rad würde sich solange weiter wo drehen, wie man an dem Umfeld nichts änderte. Nadine war eine Junkiehure und würde immer eine bleiben. Doch sie nahm das alles ganz anders wahr. Sie fühlte sich super, wenn sie drauf war und glaubte noch immer nicht, dass sie Hilfe brauchte. Sie war der Meinung, wenn sie wollte könnte sie aufhören und mit alldem von heute auf morgen Schluss machen. Sie war naiv und kindlich, ihre Träume waren die eines Mädchens, ihr Leben aber das eines alternden Erwachsenen.

Nadine hatte ihre Sachen aus der *Ameise* mitgenommen und fuhr nun endlich ins Heim zurück. Am U-Bahnhof sah sie am Kiosk den neuen *Stern* und kaufte ihn. In der Bahn sitzend blätterte sie darin und fand den Artikel sofort. Sie las ihn und stellte fest, dass die Geschichte so nicht ganz der Wahrheit entsprach, aber ihr war es egal. Hübsche Fotos waren es geworden und alles andere ... Ach, sollten die Leute doch denken, was sie wollten.

Ein Mann, der neben ihr saß, hatte bemerkt, dass Nadine das Mädchen aus dem Artikel war und lächelte sie mitleidig an.

Am Heim angekommen stand sie vor dem Tor und rauchte noch eine, als Henk aus dem Haus kam und auf sie zusteuerte.

Er sah sofort, dass Nadine wieder gedrückt hatte, sagte aber nichts. Er bat sie erst einmal, sich mit ihr in den Garten zu setzen, er wolle mit ihr reden. Nadine hatte so gar keine Lust auf Psychogelaber, sie wollte allein sein, den *Stern* lesen und sich ins Bett verkriechen. Henk jedoch blieb hartnäckig und bugsierte sie Richtung Garten.

Sie setzten sich auf die Bank, den herrlichen Frühlingstag bemerkte sie gar nicht, vieles lief an ihr vorbei und vieles verpasste sie ohne es zu wollen.

Henk redete sehr leise und mit Bedacht, er wollte Nadine helfen, denn er wusste nur zu gut, dass Nadine so nicht ins normale Leben zurückfinden würde. Doch sie war sein erster Fall und der war nun gleich so krass, dass er manchmal selber hilflos war. Er mochte dieses Mädchen und sie tat ihm leid, denn was diese Seele in so kurzer Zeit erleiden musste, das hatte so manch ein erwachsener Mensch nicht erlebt. Er konnte verstehen, dass sie so war wie sie war und er konnte die Wunden förmlich spüren. So bestrafte er sie trotz des enormen Verstoßes, nicht ins Heim zurückgekehrt zu sein, nicht, sondern versuchte es mit einer anderen Form der Erziehung – mit Verständnis. Er sah, dass sie am Ende war und er sah auch, dass sie nach Hilfe schrie, denn jede Nadel war eigentlich nur eine Flucht vor sich selbst. Er musste ihr wieder Inhalt geben, einen Inhalt im Leben ohne Drogen, einen Inhalt, der ihr Spaß machte und in dem sie das fand, was sie so noch nie im Leben erlebt hatte: Zusammenhalt, Kraft, Stärke und Spaß an sich und im Leben ohne Drogen, Strich und falschen Freunden.

So sagte er zu ihr: »Wenn du Lust hast und es dir besser geht, dann gehen wir in den Keller und schauen mal, wo und wie du deine Stimme einsetzen kannst. Ich werde dich mit deiner Musik unterstützen. Du kannst ja schon mal nachschauen, wo der nächste Wettbewerb stattfindet.«

Nadine sah ihn verwundert an und er lächelte. Dieser Typ mit seiner schwarzen wuscheligen Mähne und der Nickelbrille meckerte nicht, sondern sah sie warm an und fragte nicht, warum sie mal wieder gegen die Regel verstieß. Er schien sie zu verstehen und so etwas kannte Nadine nicht, deshalb fragte sie befremdlich: »Keine Strafe?«

Henk lächelte. »Ich glaube, das was du tust und wie du reagierst ist für dich schon Strafe genug. Wir müssen nun beide versuchen, für dich einen Weg zu finden, dort rauszukommen, oder nicht?«

Nadine war erleichtert und lächelte seit Langem mal wieder. Sie merkte, dass irgendetwas in ihr passierte und dass sie diesem Mann vertrauen konnte. Sie begann zu weinen und zum ersten Mal in ihrem Leben erzählte sie einem Menschen alles, was sie bewegte. Sie wusste hier und jetzt war Endstation und wenn sie jetzt den Absprung nicht schaffte, würde sie in dieser beschissenen Welt untergehen.

Henk hörte einfach nur zu und ließ Nadines Gefühlsausbruch geschehen. Er wusste, dass die Mauer zu bröckeln begann, und wenn er jetzt behutsam an die Sache rangehen würde, hatte er gewonnen.

Sie saßen zwei Stunden auf dieser Bank. Nadine würde das nie vergessen. Es war einer der wichtigsten Wendepunkte in ihrem jungen Leben.

Nach dem Gespräch sagte Henk: »Wir beide müssen noch mal zum Arzt, bevor dein Entzug anfängt. Du brauchst Medikamente, die dich durch diese Zeit schmerzfrei bringen. Ich helfe dir dabei und bin da, wenn du mich brauchst.«

»Ich muss nicht ins Krankenhaus?«, fragte Nadine überrascht.

»Nein«, sagte Henk, »hier sind wir und wir passen auf, dass du nicht wieder durchbrennst, um dir 'nen Schuss zu beschaffen. Hier hast du Menschen, die dir helfen. Im Krankenhaus bist du einfach nur irgendein Junkie.«

Er hat recht, dachte Nadine, und war froh, nicht eingeliefert zu werden.

Henk und Nadine gingen ins Haus, Frau Schade vom Büro suchte einen passenden Arzt aus dem Telefonbuch und Henk rief ihn an.

Nadine lag auf ihrem Bett, Ingeborg saß neben ihr. Sie sah zum ersten Mal einen Menschen, der an Entzugserscheinungen litt. Nadine tat ihr fürchterlich leid. Sie wurde von Henk angewiesen, auf Nadine aufzupassen, bis der Arzt kam. Als sie sah, wie Nadine zitterte und schwitzte, wie sie sich übergab und weinte, konnte sie nicht umhin und weinte mit.

Ein ungewöhnliches Bild – zwei Mädchen, die eine blond, etwas rundlich schon fast mütterlich und die andere verzweifelt, krank und abgemagert fast bis auf die Knochen.

Der Arzt kam und sah die beiden weinenden Mädchen. Er redete behutsam auf Ingeborg ein. Als er Nadine dort so leidend liegen sah, verstand er sofort, was los war und fühlte den Puls des Mädchens. Nadines Herz klopfte wie wild. Ihr tat jeder Millimeter im Körper weh. Der Arzt gab ihr eine Spritze und gab Henk ein Rezept. »Nehmen Sie die Pillen an sich, wenn sie das Rezept eingelöst haben. Davon geben sie ihr drei Wochen lang jeweils dreimal täglich eine. Dann müsste die Kleine übern Berg sein. Alles andere liegt dann bei ihr. Die Drogensucht ist dann zwar körperlich ausgestanden, aber Sucht beginnt im Kopf. Sie sollte heute Abend noch mal heiß baden und dann im Bett bleiben.«

Nadine bekam von all dem nur wenig mit. Sie merkte, dass sie aufhörte zu zittern, die Schmerzen ließen nach und die Übelkeit verschwand auch. Endlich konnte sie schlafen.

Henk hatte sich zu ihr gesetzt und beobachtete, wie Nadine langsam zur Ruhe kam. Er sah den *Stern* auf ihrem Nachtschrank und fragte Nadine, ob er ihn lesen dürfte. Nadine nickte nur kurz und schloss die Augen.

Leise verließen Henk und Ingeborg das Zimmer. Es war schon fast Abend und Henk las den Artikel über Nadine in der Zeitung. ›Mein Gott‹, dachte er, ›da haben die Medien ja ’nen riesen Terz angezettelt.‹ Als er die Geschichte las, kam ihm eine Idee. Er wollte Nadines Eltern kennenlernen und beschloss, am nächsten Tag zu ihnen zu fahren. Die Geschichte aus dem *Stern* las sich so herzlos, er konnte sich nicht vorstellen, dass es Eltern gab, die ein Mädchen so hängen ließen.

Als Nadine erwachte, war es schon dunkel draußen, sie fühlte sich besser und krabbelte aus ihrem Bett. Im Flur war alles dunkel, nur im Aufenthaltsraum brannte Licht. Frank, Ingeborg und Henk saßen am Tisch und quatschten.

Ingeborg sah Nadine und lächelte. »Hey«, sagte sie, »geht es dir besser?«

Nadine freute sich über die Fürsorge, die sie hier erhielt und setzte sich zu ihnen. »Ja, mir geht es besser ... und Danke für eure Hilfe.«

Henk ging in die Küche und machte Nadine einen Tee. Er kam mit der dampfenden Tasse zurück und lächelte sie an. Frank sah das alles und fragte Nadine, warum sie wieder angefangen hatte zu drücken. Sie war doch nach dem Krankenhaus wieder so gut wie clean gewesen. Nadine schämte sich, sie hatte keine Erklärung dafür und sagte: »Ich weiß es nicht, es ist eine Sucht und wenn du am Zoo lebst, dann gehört das mit dazu. Daniel ist nicht nur mein Dealer, sondern auch ein Freund, und da ist es leicht, an das Zeug ranzukommen. Na ja, und irgendwie fühle ich mich besser mit dem Zeug. Man vergisst die Probleme und man hat keine Schmerzen. Ich kann das Gefühl nicht beschreiben, es verschafft dir einfach so eine Leck-mich-am-Arsch-Stimmung.«

Henk wollte Nadine nicht erzählen, dass er zu ihren Eltern fahren würde, er fragte nur, ob das der einzige Artikel wäre, den der *Stern* veröffentlicht hat. »Oder kommt da noch mehr?«, fügte er hinzu.

Nadine erzählte ihm von den Filmaufnahmen von gestern und den Hintergrund dazu.

»Wann soll das gesendet werden?«

Nadine hatte keine Ahnung. »Irgendwann eben«, sagte sie.

»Hast du was dagegen, wenn ich mit dem Journalisten mal spreche?«

»Ja«, sagte Nadine, »lass ihn einfach in Ruhe. Der Typ hatte seine Geschichte, ich habe mein Geld dafür bekommen und gut ist.« Sie ahnte nicht, was diese Geschichte für einen Stress nach sich ziehen würde.

In ein paar Tagen hatte sie Geburtstag und die Gruppe entschied, Nadine dazu zu bewegen wieder an einem Talentwettbewerben teilzunehmen. Sie war so antriebslos und irgendwie musste man sie ablenken.

Henk setzte sich am nächsten Tag in seinen blauen Bully und fuhr zu Nadines Eltern. Er wollte sehen, was das für Menschen waren und wollte sie dazu bewegen, Nadine in irgendeiner Form wieder Halt zu geben. Er hatte mit der Mutter gesprochen und sich angekündigt, nun war er gespannt, was dieses Gespräch bringen würde. Vielleicht konnte er sie dazu bewegen, sich zumindest an Nadines Geburtstag zu melden. Er wusste, auch wenn es Nadine nicht zugab, dass sie ihre Eltern vermisste, zumindest ihre Mutter. Der Stiefvater schien ein Choleriker zu sein, aber die Mutter, an der hing Nadine sehr.

Er stand vor der Haustür im Hinterhaus und klingelte. Es dauerte nicht lange und ein aufgebrachter Mann öffnete die Tür. Kein Hallo oder sonst eine Begrüßungsfloskel kam Henk entgegen, sondern ein: »Gut, dass sie da sind. Wir haben gerade erfahren, dass unsere Tochter im *Stern* zu sehen ist. Ein Geschäftskunde hat einen Auftrag aufgrund dieser Geschichte storniert. Diese Göre treibt uns alle in den Ruin. Ich gehe gerichtlich gegen dieses Schmierblatt vor, und meiner Tochter werde ich die Leviten lesen. Wie kann sie ihrer Mutter so etwas antun?« Er stand in der Tür und hielt Henk das Heft unter die Nase.

›Oh Mann‹, dachte dieser nur, ›hier brennt die Luft.‹ Alle seine erträumten Versöhnungsversuche schienen sich in Luft aufzulösen. Die Mutter saß weinend am Tisch und sah so aus, als wäre der Stiefvater über sie hergefallen. ›Häusliche Gewalt?‹, ging es Henk sofort durch den Kopf. Das kannte er und sah, wie die Mutter an ihrem Platz saß und zitterte. Man spürte förmlich, dass hier ein heftiger Ehestreit im Gange und Henk ein Störenfried war. Der Stiefvater tobte wie ein Tyrann und die Mutter saß eingeschüchtert da und ließ den Donnerschlag über sich ergehen.

Henk stand da und wusste nicht, wie er reagieren sollte und so betrat er einfach die Wohnung und setzte sich zur Mutter an den Tisch. »Können wir nicht versuchen, die Angelegenheit in Ruhe zu klären?«, fragte Henk vorsichtig. Die Mutter nickte. Der Vater, der gerade telefonieren wollte, legte erst mal den Hörer wieder auf und kam zu den beiden ins Wohnzimmer.

Die Mutter sah sehr verzweifelt aus und begann leise zu reden. »Nadine war schon immer ein rebellisches Kind, aber seit sie in der Pubertät ist, war es kaum auszuhalten.« Der Stiefvater warf dazwischen: »Sie kommt nach ihrem Vater, der auch ein Versager ist, und die Gene hat sie geerbt.« Henk hörte sich den Scheiß an und dachte sich seinen Teil. »Nadine wollte nach der Vergewaltigung ins Heim«, sagte der Vater weiter, »keine Ahnung warum, hier hatte sie doch alles, was ein Kind braucht. Sie kam gar nicht mehr aus dem Krankenhaus nach Hause, sondern stand einfach vor der Tür und holte ihre Sachen ab, um in diese Hippiebude zu ziehen. Nun kann sie rumvögeln wie sie will und wird da enden, wo sie hingehört – auf dem Strich.«

In Henk kochte Wut hoch und ihm war bewusst, dass er hier nichts erreichen würde. Die Eltern waren davon überzeugt, alles richtig gemacht zu haben, doch er kannte die Akte dieses Mädchens und wusste, dass das so alles gar nicht stimmte, Nadine abgeschoben wurde, dass dieses Kind hier viel durchlitten hatte, weil die Eltern unfähig waren, Kinder zu erziehen. Er wusste, dass der ältere Bruder in Rockerkreisen verkehrte und Drogen nahm, er wusste, dass der jüngere Bruder in psychotherapeutischen Heimen untergebracht war, weil man ihn als verhaltensauffällig kannte, und die jüngere Schwester lebte zum größten Teil bei der Oma und der Tante. Hier stimmte nichts, von der heilen Welt, die die Eltern vorspielten, entsprach nichts der Realität. Er wusste auch, dass der Mutter die Kinder schon mal weggenommen wurden. Nadines leiblicher Opa väterlicherseits hatte das damals veranlasst. Nadine kam damals zu Pflegeeltern, der große Bruder zum Opa. Hier brannte es lichterloh, aber eben hinter den Mauern, sodass die Außenwelt nur die heile Handwerkerfamilie sah mit dem Stiefvater, einem Geschäftsmann, aber im wirklichen Leben, hinter der Fassade war es der Horror schlechthin für die Kinder.

Henk versuchte erst gar nicht, die Wogen zu glätten, denn er war der Meinung, solche Menschen hätten kein Anrecht darauf, Kinder zu erziehen. So stand er auf, verabschiedete sich und verließ die Wohnung. Er war sauer, so etwas hatte er selten erlebt. Eltern waren verzweifelt, wenn ihre Kinder nicht mehr da waren, diese jedoch glaubten sich im Recht und spielten die Situation herunter. Statt zu helfen, gab es Vorwürfe, und statt die eigenen Fehler zu erkennen, glaubten sie allen Ernstes, sie hätten alles richtig gemacht. Wer solche Eltern hat, braucht keine Feinde. Zum Glück hatte er Nadine nicht gesagt, dass er zu ihnen wollte. So musste er ihr von dem Besuch auch nichts erzählen. Morgen hatte sie Geburtstag und er würde dafür sorgen, dass sie endlich einmal wieder Spaß am Leben hatte.

Endlich war es Frühling. Als Nadine erwachte, hörte sie die Vögel im Garten. Seitdem sie die Medikamente gegen die Entzugserscheinungen nahm, konnte sie richtig gut schlafen. Sie hatte heute Geburtstag und wurde 16 Jahre. Der Wahnsinn, wie die Zeit verrennt. So viel war geschehen in so kurzer Zeit. Henk hatte eine Überraschung für sie, Nadine war neugierig wie ein kleines Kind. Ingeborg war brav in der Schule und Frank wahrscheinlich auch längst bei der Arbeit. Nadine sprang aus dem Bett und ging gut gelaunt ins Bad. Als sie den Flur betrat, sah sie den gedeckten Tisch und rannte den langen Flur zum Aufenthaltsraum entlang. Ausgelassen rutschte sie auf dem glatten Boden zum Tisch. Sie staunte nicht schlecht. Es lagen drei kleine Päckchen drauf und ein kleiner Kuchen stand da, gespickt mit 16 Kerzen. Eine riesige Geburtstagskarte, die selbst gebastelt war, gab es auch. Und plötzlich ging die Tür vom Schularbeitsraum auf und die ganze Meute stand mit Trillerpfeifen im Raum. Lauthals grölten sie ein Geburtstagslied. Henk, Ingeborg, Frank und Christiane, die neue Erzieherin, alle standen sie da und freuten sich über Nadines verblüfftes Gesicht.

Nadine war noch im Schlafanzug, aber das kümmerte sie gar nicht. Sie grinste übers ganze Gesicht. »Müsst ihr denn nicht arbeiten oder zur Schule?«, fragte sie.

»Nö, du Nuss, heute ist Samstag; wir haben alle frei.«

Das hatte Nadine komplett vergessen.

Der Geburtstagskuchen, ein Gugelhupf, die Blumen, Marke Wiesenduft, die Geschenke ... all das erinnerte sie an ihren vorletzten Geburtstag, als Richy noch dabei war und sie fing an zu weinen. Richy ... Sie vermisste ihn sehr. Die vier schauten Nadine an und trösteten sie. Nadine saß da und schluchzte. Henk ahnte warum. Er nahm sie in den Arm und sagte leise: »Alles wird gut, wir schaffen das schon.«

Nadine blies die Kerzen aus und wünschte sich, dass es Richy gut ging. Dann öffnete sie ihre Geschenke und freute sich sehr. Man hatte für sie eine tolle Armbanduhr gekauft: »Damit du pünktlich bist, wenn nächste Woche für dich die Schule wieder beginnt«, erklärte Henk grinsend.

In dem zweiten Päckchen war ein Stapel TOP-Hefte drin, das waren kleine DIN-A5-Hefte, in denen alle aktuellen Songtexte zu finden waren. Das war eine ganze Sammlung von Liedern. Frank sagte, dass sie von ihm seien. Er hätte den Zeitungshändler erpresst, damit der die Hefte aus seinem Lager zusammen suchte. Besonders toll war natürlich, dass alle Lieder von Marianne Rosenberg dabei waren. Das dritte Geschenk war von Ingeborg: ein Federmäppchen mit Füller und Stiften, alles was man für den Schulbeginn brauchte.

Henk sah die Freude in Nadines Gesicht und als er ihr sagte, dass das aber noch nicht alles sei, wurde Nadine hellhörig. »Wir haben alle noch mal zusammengelegt ... Komm mal mit«, sagte Christiane. Nadine stand auf und folgte den anderen.

Ein monströses Paket stand auf dem Flur mit einer riesigen Schleife. Es war so groß und sah aus wie ein Kleiderschrank oder eine alte Schiffstruhe. »Das hier ist auch für dich.«

Nadine riss das Papier ab – und es war eine Menge Papier. Darunter erschien eine Holztruhe mit Deckel. Sie entfernte das Papier ganz und erkannte ... Eine Musiktruhe. Ein Radio und ein Plattenspieler, die sich unter dem Deckel befanden. »Wow, meine eigene Stereoanlage ... Das ist ja riesig!«

Henk lachte. »Es ist nicht das neueste Modell, aber es hat einen tollen Klang und du kannst sogar deine Platten darin verstauen.«

Das Ding war höllisch schwer. Als Nadine das Seitenfach öffnete, fand sie darin eine ganze Sammlung an LPs und Singles. Sie freute sich so sehr, das ihr die Tränen kamen. Sie sah die Sammlung an, Marianne Rosenberg und Juliane Werding Platten, und war megahappy. Sie hatte ihre eigene Musikbox und freute sich so sehr. Man trug das Gerät in Nadines und Ingeborgs Zimmer und schloss es an. Dann verließen alle das Zimmer und ließen Nadine erst mal allein mit sich. Sie war so glücklich. Sie legte eine Single von Marianne ein und lauschte dem Klang, des Geräts. Sie hörte ›Liebe kann so weh tun‹ und musste automatisch an Lucas denken. ›Wie es ihm wohl geht?‹, fragte sie sich. Sie hatte schon lange nichts mehr von ihm gehört und sie vermisste ihn sehr. Er war der erste Mann in ihrem Leben, mit dem sie aus tiefen Gefühlen heraus geschlafen hatte. Sie sah sein umwerfendes Lächeln vor sich und plötzlich keimte eine tiefe Sehnsucht nach ihm in ihr auf. Sie vermisste ihn das erste Mal richtig und sie wusste trotzdem, dass sie beide keine Zukunft hatten. Zu verschieden waren ihre Leben und sie war auch noch lange nicht über den Berg. Ihre Sucht hatte sie zwar im Augenblick im Griff, aber besiegt war sie noch lange nicht. Nadine wusste das und sie hoffte, dass ihr die Medikamente dabei helfen würden, einen Weg ins normale Leben zu finden.

Henk stand plötzlich im Zimmer und sah, dass Nadine grübelte. »Hey«, sagte er, »was ist los?«

Nadine sah ihn an und bat ihn, sich zu ihr zu setzen. Vielleicht konnte Henk ihr helfen, denn schließlich war er auch ein Mann und er verstand Lucas vielleicht besser als sie es momentan konnte. Sie erzählte ihm die ganze Geschichte, auch dass Lucas alles wusste.

Henk sah sie freundlich an und frage Nadine: »Glaubst du, dass du es schaffst, von dem Zeug wegzukommen?« Nadine nickte, dann lachte Henk und sagte: »Ey, wenn du das schaffst, dann schaffst du es auch, Lucas wieder für dich zu gewinnen ... ganz einfach.«

Nadine überlegte kurz und dann musste auch sie lachen und feststellen, dass Henk recht hatte. Jemand, der die Drogensucht bekämpft und den Kampf gewonnen hat, der schafft auch alles andere im Leben.

»Ich würde gerne wieder singen«, sagte sie leise, als Henk schon dabei war, den Raum zu verlassen. Henk drehte sich um und sagte schlicht: »Dann mach das, es hindert dich keiner daran. Du hast ja jetzt dieses Monstrum da und kannst üben.«

Sie stand auf, rannte ins Erzieherzimmer und bat Christiane, sie telefonieren zu lassen. Dann wählte sie die Nummer. Sie hatte ein Freizeichen, es klingelte jetzt am anderen Ende und plötzlich hörte sie die Stimme. Ihr Herz schlug lauter, schneller und Nadine begann zu stottern. »Ähm ... Lucas, ich bin's, Nadine.« Eine kurze Stille und dann ein freundliches »Ey, hallo, wie geht es dir denn? Ich habe über dich im *Stern* gelesen ... Du warst sehr krank stimmt's?«

Nadine wurde rot und sagte leise: »Ja, war ich, aber mir geht es jetzt wieder gut. Ich bin jetzt nicht mehr in Reinickendorf, ich wohne jetzt in Lichtenfelde und habe heute zum Geburtstag eine Musiktruhe geschenkt bekommen.« Sie spürte förmlich, dass Lucas lachte und sie sah sein Grinsen vor sich. »Du hast heute Geburtstag?«, fragte er dann.

»Ja«, sagte Nadine.

»Das ist ja lustig«, sagte er, »ich hatte letzte Woche. Wie alt bist du denn jetzt?«, fragte Lucas neugierig.

»16«, sagte Nadine.

»Wow«, antwortete er. »Übrigens kennen wir uns schon fast zwei Jahre.«

Nadine lachte. »Ja«, sagte sie, »das stimmt. Wie alt bist du geworden?«, fragte sie dann vorsichtig.

Lucas lachte und sagte: »Ich bin genau 10 Jahre und eine Woche älter als du.«

»Oh«, sagte Nadine, »oh, oh«, und sie lachte wieder.

Lucas empfand das Gespräch als sehr schön, fragte nun aber dennoch nach dem Grund ihres Anrufes.

»Ich wollte dich fragen, ob du weißt, wann und wo der nächste Wettbewerb startet.«

»Ja«, sagte er, »heute Abend im *Joy* im Europacenter. Kommst du auch?«

»Ich würde gerne. Ich muss mal sehen, ob ich Ausgang bekomme.«

»Ey, du hast heute Geburtstag, da wird man dich doch wohl mal weggehen lassen.« Er überlegte kurz: »Soll ich dich abholen und ein gutes Wort für dich einlegen?«

Nadine lachte, verlegen sagte sie: »Au ja, das ist ’ne gute Idee. Würdest du das für mich tun?«

Wieder lächelte Lucas und sagte: »Du kennst mich doch – dir helfe ich immer. Ich fühle mich dazu verpflichtet.«

Nadine wurde es ganz warm ums Herz. »Okay, wann würdest du dann kommen?«

»Also Beginn ist um 19 Uhr, Proben so um 18 Uhr, also bin ich so gegen 17 Uhr bei dir. Ist das Okay?«

»Ja, sicher.« Nadine freut sich maßlos. Sie würde Lucas wiedersehen und gab ihm die Adresse.

Als sie auflegte, war es Christiane, die herzhaft lachte. »Mein Gott«, sagte sie, »du bist ja richtig verliebt ... und so süß, wenn du deine Gefühle zeigst.«

Nadine lachte auch und erzählte Christiane von Lucas.

»Okay«, sagte Christiane daraufhin, »ich rede mit Henk, aber ich denke, es ist kein Problem, wenn du zu diesem Wettbewerb gehst. Du hast ja einen Erwachsenen an deiner Seite und wenn er uns verspricht, dich nach der Veranstaltung heimzufahren, dann geht das bestimmt in Ordnung. So und nun ab ins Bad mit dir. Du musst dich fertig machen, In knapp zwei Stunden kommt dein Traumprinz.«

Nadine rannte aufgeregt und lachend durch den Gang in ihr Zimmer, an Henk und Ingeborg vorbei, die sich kopfschüttelnd ansahen und sich darüber freuten, Nadine so zu sehen.

Sie wusste nicht, was sie anziehen sollte. Ihr Kleiderschrank war immer noch sehr spärlich ausgestattet und von Ingeborg konnte sie sich nichts leihen, denn die war etwas fülliger als sie und erheblich kleiner. Nadine entschied sich für eine hautenge Jeans und für eine Bluse. Dazu würde sie die Jeansjacke tragen.

Dann verschwand sie mit Lockenstab und diversen Kosmetikartikeln im Bad.

Sie stand am Straßenrand und war sehr nervös, als Lucas das Auto vor dem Tor parkte. Als er ausstieg und auf sie zukam, machte ihr Herz einen Satz. Sein Lächeln war umwerfend und er sah toll aus in der dunkelblauen Hose und dem weißen Hemd. Seine Haare waren schulterlang und wuschelig glänzend. Er gab ihr einen flüchtigen Kuss, umarmte sie dafür aber umso herzlicher.

Nadine erklärte ihm, dass er noch mit ihren Erziehern sprechen musste. »Kein Problem«, sagte Lucas, »solange sie meinen Kopf auf den Schultern lassen, mache ich alles, was die wollen. Hauptsache ist, du darfst heute mit und kannst deinen Geburtstag so richtig feiern.«

Nadine lachte. »Na, den Kopf wird dir hier keiner abreißen, dazu sind sie alle viel zu nett. Aber sie werden dir von Verantwortung erzählen und dass du auf mich aufpassen sollst.«

»Kein Problem«, sagte Lucas, »das werde ich machen. Toll siehst du übrigens aus«, sagte er dann noch ganz beiläufig. »Man sieht, dass dir die Zeit hier gut tut, und ohne Drogen bist Du richtig hübsch.«

Nadine wurde rot, mit so einem Kompliment hatte sie nicht gerechnet, aber sie freute sich sehr darüber.

Sie waren in der Gruppe angekommen, als Henk sie in Empfang nahm. Freundlich betrachtete er Lucas und sagte zu Nadine: »Ich möchte kurz mit ihm alleine sprechen, ist das okay für dich?«

Nadine war zwar verblüfft, aber sie nickte und stimmte zu. Lucas und Henk verschwanden im Erzieherzimmer, dann war es still auf dem Gang.

Nadine ging ins Zimmer, wo Ingeborg gerade dabei war, ihr Bett neu zu beziehen. »Hey«, sagte sie, »ist Lucas schon da?«

»Ja«, sagte Nadine, »er ist mit Henk im Gespräch.«

Ingeborg grinste. »Doofes Gefühl, stimmt's?«

»Ja, komisch, dass ich nicht dabei sein soll.«

»Mach dir keine Sorgen! Henk wird ihm nichts erzählen, was er nicht schon weiß. Er wird sich nur ein Bild von ihm machen wollen. Sieh es doch mal so: Wenn er ihn für gut befindet, kannst du immer zu solchen Veranstaltungen gehen. Henk findet es toll, dass du Musik machst und unterstützt dich dabei.«

Nadine lächelte beruhigt. »Du hast ja Recht.« Sie ging zu Ingeborg und umarmte sie. »Danke«, sagte Nadine leise, »danke für alles, was du in den letzten Tagen für mich getan hast.«

Ingeborg war zwar ein Jahr jünger als Nadine, aber wesentlich vernünftiger und ruhiger. Nadine mochte dieses kleine, blonde, rundliche Mädchen sehr. Diese lachte nun und sagte: »Alles gut, ich wünsche dir heute Abend viel Spaß.«

Es dauerte nicht lange und Lucas klopfte an Nadines Zimmertür. Henk stand hinter ihm. »Wollen wir los?«, fragte Lucas.

Nadine sah zu Henk und als dieser nickte, packte sie ihre Handtasche und verließ das Zimmer. Henk steckte ihr noch ein Kuvert zu. »Das hier ist noch dein Taschengeld für diesen Monat und 20 DM Geburtstagsgeld. Geh sorgsam damit um, damit du am Ende des Monats noch was hast.«

Nadine schaute ins Kuvert und war erstaunt. 150 DM plus die 20 – das Taschengeld war also, jetzt da sie 16 war, erhöht worden.

Lucas sagte: »Davon musst du heute nichts ausgeben. Ich lade dich ein, schließlich hast du Geburtstag.«

Nadine grinste. »Normalerweise macht das aber das Geburtstagskind!«

»Ja stimmt, aber wenn man im Heim lebt und so wenig hat wie du ...«

Nadines Stolz war verletzt, diese Spitze tat weh und sie verzog das Gesicht. Lucas sah es und stotterte verlegen: »Ey, so war das nicht gemeint. Ich wollte damit nur sagen, das du bisher noch kein Geld verdienst und somit eben wenig Kohle hast. Ich hingegen arbeite und verdiene nicht schlecht, da werde ich doch wohl noch den Gentleman spielen und eine Lady einladen dürfen. Ich mache das gerne.«

Schon lächelte Nadine wieder. »Okay, bevor ich mich schlagen lasse.«

Lucas öffnete die Autotür und ließ sie einsteigen. »Wenn du eine rauchen willst, im Handschuhfach sind Ziggis.«

Sie fuhren los und mussten sich beeilen, denn sie waren durch das Gespräch mit Henk spät dran. Nadine wollte natürlich wissen, was Henk alles erzählt hatte, aber Lucas schwieg. Er hatte Henk versprechen müssen, für sich zu behalten, was sie besprochen hatten, und er hielt sich daran.

Während der Fahrt hörten sie Musik und Lucas ließ das Gespräch still für sich Revue passieren. Der Erzieher schien wirklich nett zu sein und die Geschichte, die er ihm erzählt hatte, ließ das Mädchen auf dem Beifahrersitz in einem anderen Licht erscheinen. Er hatte ja keine Ahnung, dass es so schlecht um sie stand. Er dachte, dass sie eine große Klappe hat und eben, wie alle in diesem Milieu, selbst verantwortlich dafür war. Er hatte sich nie Gedanken darüber gemacht, warum und wieso Mädchen anschaffen gehen und Drogen nehmen. Es waren die 70er und irgendwie stand fast jeder neben sich und lebte dieses neue Peace-and-Love-Feeling. Auch er war ja kein Kostverächter und genoss es, immer mal wieder seine Bettgenossin zu wechseln, man machte es ihm aber auch leicht. Nadine war etwas anderes gewesen, sie war noch so jung und süß und irgendwie auch sehr unschuldig. Das reizte ihn zum einen, und zum anderen weckte es aber auch den Beschützerinstinkt in ihm. Er mochte diese Kleine und fand sie heute besonders zuckersüß.

Sie waren am Ku'damm angekommen und Lucas fuhr den Wagen in eine Seitenstraße. Er sah Nadine an und irgendwie war ihm danach, sie zu küssen. Sie sah ihn an und er küsste sie leidenschaftlich. Nadine, die vollkommen überrumpelt war, ließ es zu. Sie spürte seine Erregung und das erregte sie ebenfalls. Er streichelte sie zärtlich und Nadine versank in seinen schönen Worten. Hier in der Querstraße, dachte sie und fand die Vorstellung makaber, aber auch sehr erotisch. Sie ließ sich von ihm verführen und genoss jede Sekunde in seinen Armen. Sie schwebte für einen Moment auf Wolke sieben und war glücklich an seiner Seite. Ein wundervoller Moment, in dem sie ihre Liebe auslebte und er sie auffing.

Verschwitzt saßen sie nebeneinander. Leise flüsterte er: »Happy Birthday, Kleine.« Er griff hinter sich und zauberte vom Rücksitz eine rote, langstielige Rose hervor. Nadine empfand das erste Mal so was wie Glück und Liebe.

Der Abend war an ihr vorbei gerast wie Wolkenschwaden im Sturm. Sie saßen im Auto und waren auf dem Heimweg, als Lucas Nadines Grinsen sah. »Was grinst du so?«, fragte er.

»Na ja«, sagte sie, »jeder in dem Laden weiß jetzt, was wir gemacht haben, bevor wir rein gingen.«

»Meinst du?«, fragte Lucas sichtlich amüsiert.

»Ja, klar! Ich glaube kaum, dass man sich so bescheuert verhält wie ich, wenn da nichts gewesen wäre. Zum einen war meine Bluse vollkommen falsch zugeknöpft, meine Haare sahen aus wie nach 'nem Sturm, meine Lippen und Wagen waren knallrot und zu guter Letzt stolpere ich auch noch über das dämliche Mikrofonkabel und lande auf dem Hintern – mitten auf der Tanzfläche. Also mal ganz ehrlich, jeder hat gemerkt, dass wir beide Liebe gemacht haben vor unserem Auftritt.«

Lucas lachte schallend. »Oh Mann, ja, aber es war lustig, dich da so zu sehen.«

Nadine knuffte ihn. »Du bist gemein«, lachte auch sie.

»Glaubst du, dass wir LIEBE gemacht haben im Auto? Oder war es nur Sex?«, fragte er Nadine neugierig. Nadine verstand die Frage nicht und schaute Lucas fragend an. »Na ja«, sagte er, »was ist für dich der Unterschied zwischen Liebe und Sex?«

Nadine sagte leise: »Das was wir heute im Auto geteilt haben, war gefühlvoll, sinnlich, zärtlich, stürmisch, ein bisschen verwegen, aber alles in allem war es romantisch und so was kann man nur, wenn man etwas für den anderen empfindet. Für mich ist das ein Gefühl von Liebe. Reiner Sex ist kalt und fordernd, meist sehr egoistisch und nur im ersten Moment befriedigend, schnell vergessen und nicht tiefgehend.«

»So, so«, sagte Lucas und schwieg. Nadine sah ihn von der Seite an und hoffte auf eine Reaktion, vielleicht Zustimmung, aber es kam nichts. Sie fuhren schweigend bei leiser Musik in Richtung Lichterfelde und Nadine lehnte ihren Kopf schläfrig an die Fensterscheibe.

Lucas grübelte, so hatte es ihm noch niemand erklärt und irgendwie war Nadines Denkweise auch richtig. Wie oft hatte er sich nach einer heißen Nacht am Morgen danach leer gefühlt? Und wenn er ganz ehrlich zu sich selbst war, war es den Frauen bestimmt nicht anders ergangen. Er war ein Egoist und er hat sich bis heute nie wirklich Gedanken drüber gemacht. Da musste erst ein 16-jähriges Mädchen kommen und ihm mit verträumten Blick erklären, wie die Welt funktioniert. Es machte ihn wütend und beschämte ihn zugleich.

Am Heim angekommen, reagierte er daher auch ruppiger als gewollt, als er sie wach machte. »Ey«, sagte er barsch, »wir sind da.«

Nadine zuckte erschrocken zusammen und gähnte verschlafen. Sie sah seinen finsteren Blick und wagte es gar nicht, einen Abschiedskuss zu erhaschen, sondern sagte nur leise: »Danke für den schönen Tag.« Dann stieg sie aus und schlug die Tür hinter sich zu. Ohne einen Kommentar startete Lucas den Motor und das Auto verschwand in der Nacht. Verwirrt stand Nadine am Straßenrand und wusste nicht, was sie falsch gemacht oder was sie Falsches gesagt hatte. Traurig lief sie in die Toreinfahrt und zum Haupteingang des Heims. Sie klingelte und nach einem kurzen Moment stand Henk verschlafen an der Tür. »Na du«, sagte er, »wie war dein Abend?«

»Super schön«, sagte Nadine und zeigte ihm die Urkunde.

»Wow«, sagte er in seinem holländischen Dialekt. »Du hast den zweiten Platz gemacht.«

»Ja«, sagte sie leise und Henk merkte sofort, dass etwas nicht stimmte. »Was ist los?«, fragte er.

Nadine winkte ab und sagte: »Sei mir nicht böse, ich bin müde und will nur noch ins Bett. Lass uns morgen reden, okay.«

Henk willigte ein und ließ sie in Ruhe zu Bett gehen.

Nadine lag lange wach und dachte über den Abend nach. Sie spürte eine so tiefe Liebe zu Lucas, dass es ihr fast den Atem nahm. Sie war das erste Mal richtig verliebt und im Grunde genommen war auch Lucas der erste Mann in ihrem Leben, mit dem sie genau wegen dieser Gefühle schlief. Auch wenn es nicht ihr erster Sex war, so war er doch der erste Mann, dem sie sich freiwillig hingab, mit Herz und Gefühl. Sie durfte endlich auch einmal verliebt sein, und das war sie, oh ja, bis über beide Ohren.

Lucas hingegen fuhr nach Hause und fühlte sich mies. Dieses Mädchen hatte ihn durcheinander gebracht. Sicherlich mochte er sie und fand sie zuckersüß. Aber sie war eben auch noch sehr jung und ihre Lebensweise passte so gar nicht zu dem, was er sich vorstellte bei seiner Partnerin. Die Frauen, die er normalerweise begehrte, waren bodenständig, berufstätig und selbstbewusst. Nadine war in jeder Hinsicht das Gegenteil und dazu zehn Jahre jünger als er. Warum er in ihrer Nähe trotzdem Erregung verspürte und auch den Sex mit ihr genoss, wusste er selber nicht, und das störte ihn. Er wollte diesem Mädchen nicht weh tun und ihre Schwärmerei gefiel ihm. Denn eigentlich war er ja selbst ziemlich schüchtern. Sein gutes Aussehen machte es ihm bei den Frauen leicht. Bei Nadine war es anders, sie verehrte ihn und das weckte seinen Beschützerinstinkt. Er fragte sich, wie das wohl enden sollte. Ihm war klar, dass es zwischen ihm und ihr keine Beziehung geben konnte, aber er traute sich auch nicht, ihr das zu sagen. Verzweifelt saß er im Auto und hoffte, dass das Schicksal irgendwie einen Weg fand.

Nadine erwachte aus einer wirren Nacht. Ihre Träume waren furchtbar und irgendwie hatten sie mit Lucas zu tun. Aber sich darüber Gedanken zu machen, dafür hatte sie heute keine Zeit. Es war Sonntag und sie musste ihre Schultasche packen, denn morgen würde sie in diese Privatschule kommen. Auch Christian, ein Junge aus dem Heim, der in der oberen Gruppe lebte, besuchte auch diese Schule und sie musste mit ihm sprechen und ihn fragen, was sie alles brauchte.

Henk war schon in der Woche zuvor unterwegs gewesen und hatte mit ihr zusammen einige Hefte und Bücher besorgt. Frau Schade, die Sekretärin, hatte ihr dann ihr Federmäppchen, das sie zum Geburtstag bekommen hatte, vervollständigt.

Nadine war es mulmig zumute, denn sie hatte fast ein Jahr keinen Unterricht mehr gehabt, geschweige denn eine Schule von innen gesehen. Die Ollenhauer hatte ihre eigenen Schulräume und das war kein Spaß. Aber erstmals wieder auf eine Schule außerhalb des Heim zu gehen, war etwas Neues und das machte sie nervös, aber irgendwie freute sie sich auch darauf.

Sie war gespannt, wie das alles werden würde und sie hoffte insgeheim, dass keiner der neuen Schulkameraden den Film im Fernsehen gesehen oder den Report im *Stern* gelesen hatte.

Plötzlich kam Nadine eine Idee: Konnte Lucas' Reaktion vielleicht damit zusammen hängen? Vielleicht war er deswegen so komisch, er wusste von dem Film wie auch von dem Zeitungsartikel. Auch Bernhard, der Veranstalter von den Talentwettbewerben, hatte gestern eine Bemerkung gemacht von wegen Filmsternchen und Pressejunkie. Nadine hatte es vor lauter Verliebtheit gar nicht so wahrgenommen, doch heute fiel es ihr wie Schuppen von den Augen. Sicherlich hat auch Bernhard im Beisein von Lucas irgendwas Doofes gesagt und er ist deswegen auf der Heimfahrt so distanziert gewesen. Sie bereute es, so offenherzig von ihrem Horrortrip der Vergangenheit erzählt zu haben ... Das wahre Ausmaß des Steines, den sie damit ins Rollen gebracht hatte, ahnte sie noch nicht. Die Sendung lief auf dem dritten Berliner Kanal im Abendprogramm, also zu der Zeit, in der viele fernsahen; auch ihre Eltern, ihre Großmutter, Onkel, Tanten, ihre Brüder und Geschäftspartner ihres Stiefvaters.

So dauerte es auch nicht lange und in Henks Büro läutete das Telefon. Nadines Stiefvater bat Henk, Nadine ans Telefon zu holen. Henk freute sich noch, dass die Eltern nun doch an Nadines Geburtstag gedacht hatten, auch wenn es ein Tag zu spät war.

Nadine nahm den Hörer in die Hand und ihr Stiefvater brüllte gleich los. »Ich schäme mich für dich«, sagte er laut. »Du bist eine Schande. Ich werde gerichtliche Schritte einleiten und du Hure brauchst dich hier in unserem Haus nicht mehr blicken zu lassen. Deine Mutter und deine Geschwister wollen nichts mehr mit dir zu tun haben.« Damit war das Gespräch für ihn beendet und er knallte den Hörer auf.

Nadine stand wie versteinert in Henks Büro und war kreidebleich. Sie wusste nun, dass sie mit diesem Film einen riesigen Fehler begangen hatte. Doch in ihrer Naivität hatte sie nicht an so große Reaktionen geglaubt. Sie hatte sich überhaupt keine Gedanken darüber gemacht, wer alles diesen Kurzfilm über ihre Strichkarriere und die Drogensucht sehen würde. Als sie da mitmachte, ging es ihr allein um die Kohle und nicht darum, in irgendeiner Form Ruhm zu erhaschen. Sie selbst hatte den Film gar nicht gesehen und wusste auch nicht wirklich, was sie dort erzählt hatte. Aber es musste schlimm sein, wenn ihre Familie jetzt so reagierte. Sie schämte sich, denn jetzt, wo sie clean war, und das schon seit sieben Wochen, jetzt merkte sie, dass dieser Film und auch der Report im *Stern* ein riesigen Stein war, den sie sich selber in den Weg gelegt hatte.

Henk kam ins Büro und sah Nadines bleiches Gesicht. Er wusste sofort, dass irgendwas schief gelaufen war. Nadine weinte und hasste sich in diesem Moment so sehr, dass sie auch auf jeden in ihrer Umgebung wütend war.

Henk fragte nicht, was passiert war. Er konnte sich denken, worum es ging. Allzu deutlich hatte er die Worte ihres Stiefvaters noch in den Ohren. Auch ihm war vom Jugendamt zugetragen worden, dass der Film ausgestrahlt wurde. Und auch von dieser Seite hatte Nadine rechtliche Schritte zu erwarten, denn schließlich griff dieser Film auch die Behörden an, die sich um Drogenkids in Berlin, so hieß es, wenig Gedanken machten. Henk hatte mit dem Jugendamt telefoniert und musste erklären, dass dieser Film vor ihrem Aufenthalt im Heim gedreht wurde. Er hoffte nur inständig, dass Nadines erster Schulbesuch von dem ganzen Theater nicht beeinflusst wurde. Denn damit hatte sie eine letztmalige Chance, um sich zu beweisen. Funktionierte das nicht, aus welchen Gründen auch immer, würde Nadine das Heim verlassen müssen und nach Westdeutschland abgeschoben. All das wusste das Mädchen nicht. Henk hatte es ihr bewusst verschwiegen, weil er glaubte, unter diesem Druck hätte sie von vornherein den Schulbesuch abgelehnt. Sie war noch nicht so weit, sich Herausforderungen zu stellen.

Als er daran dachte, was nun alles passieren konnte, hoffte er einfach nur, dass es nicht so schlimm werden würde. Nadine hingegen verkroch sich in ihr Zimmer. Die laute Musik zeigte, dass sie allein sein wollte. Sie musste nachdenken, um zu begreifen, was da gerade passierte. Jeder im Heim hatte von alldem bereits gewusst, machte sie sich klar. Hier drohte also keine Gefahr. Aber wie war es mit den Menschen außerhalb des Heims? Daniel, der Drogendealer – egal. Bernhard vom Talentwettbewerb – nicht egal. Lucas, oh Gott Lucas – ganz sicher nicht egal. Ihre Eltern – auch egal ... Oder nein – doch nicht egal.

Jeder auf der Straße würde sie erkennen, und was machte sie dann, wenn man sie ansprach? Sie hatte Angst und hätte sich am liebsten verkrochen, nirgendwo mehr hingehen wollte sie.

Es klopfte. Henk sah hinein. Er setzte sich zu Nadine auf den Bettrand und fragte vorsichtig, was los war. Nadine erzählte von dem Wutausbruch ihres Stiefvaters und von der Angst, dass jetzt alle mit dem Finger auf sie zeigen würden. Sie erzählte ihm auch, dass sie nie darüber nachgedacht hatte, was das für einen Rattenschwanz an Konsequenzen nach sich ziehen würde. Henk machte ihr Mut und sagte, dass er am nächsten Tag zumindest mit den Lehrern ihrer Schule sprechen würde.

Am nächsten Morgen war Nadine sehr nervös. Sie konnte nichts essen und stand stundenlang vor dem Spiegel. Ingeborg versuchte, sie zu beruhigen und sagte, dass Christian ja auch noch da wäre. Den Jungen aus der oberen Gruppe hatte Nadine in der Aufregung ganz vergessen.

Sie packte ihre Schultasche und wartete wie verabredet auf Henk und Christian. Henk würde sie beide zur Schule fahren.

Normalerweise tat er das nicht, sie konnten die Schule locker in zehn Minuten zu Fuß erreichen, aber heute, am ersten Tag, fuhr sie Henk in dem alten Bully hin. Er wollte auch noch mal mit dem Lehrer sprechen bezüglich des Medientrubels um Nadine.

Es war ein sonniger Tag und der Frühling erstrahlte in voller Pracht. Die kleine Privatschule lag etwas abseits der Straße und machte einen freundlichen Eindruck.

Nadine war sehr nervös, als sie vor dem Rektor stand, der ihr als Erstes die Schule und deren Regeln erklärte. Christian hatte man schon in seine Klasse geschickt. Beim Gehen sagte dieser noch: »Wir sehen uns in der Pause.«

Nun stand Nadine vor dem etwas untersetzten älteren Mann, der echt spießig aussah. Henk stand neben ihr und hörte sich wie Nadine diese Leier an. Man hatte das Gefühl, der Rektor hatte diese Rede auswendig gelernt, so monoton und ohne jede Regung waren seine Erklärungen.

Im Stillen dachte Nadine: ›Na, das kann ja heiter werden.‹

Sie gähnte und vergaß, dabei die Hand vor den Mund zu halten – das wurde auch gleich mit einem strafenden Blick geahndet. Dann erklärte der alte Mann, dass es ein striktes Rauchverbot auf dem gesamten Schulkomplex gab sowie Strafstunden, wenn man in den Gängen lärmte oder rannte. Diese Strafstunden würden dann mit Putzarbeiten an und in der Schule abgegolten werden – natürlich in der Freizeit.

Nadine spürte, dass dieser Rektor sie nicht mochte und ihr gegenüber ablehnend war. ›Na, das kann ja lustig werden‹, dachte Nadine abermals, hoffte aber, dass es halbwegs erträglich sein würde.

Im Klassenzimmer angekommen empfing sie eine ältere Dame, die sich als Klassenlehrerin vorstellte. Insgesamt gab es 15 Schüler in dieser Klasse und alle, so schien es, kamen aus besten Elternhäusern – Privatschule eben. Die Schüler taxierten Nadine sehr genau und man sah sofort, dass sie sich von den anderen in vielen Dingen unterschied. Angefangen bei der Kleidung bis hin zur Körperhaltung – sie waren allesamt anders als Nadine. Am liebsten hätte sie sich in die hinterste Ecke verkrochen, aber nein: Nun stand sie hier auf dem Präsentierteller und musste sich auch noch persönliche vorstellen. Sie fühlte sich unwohl und das übertrug sich auf die gesamte Klasse. Keiner hieß sie willkommen und das sollte auch in den kommenden Wochen so bleiben.

Am zweiten Schultag betrat Nadine ahnungslos das Klassenzimmer. Zwei Mädchen empfingen sie an der Tür und zerrten sie ins Klassenzimmer. Ein Junge hatte ganz groß auf die Tafel ›Straßenhure‹ geschrieben und die Bilder aus der Zeitung daneben geheftet. Die ganze Klasse bildete einen Halbkreis um Nadine und eines der Mädchen schmiss ihr eine Nadel mit Kanüle vor die Füße. »Mein Vater ist Arzt«, sagte sie herablassend, »und er sagt, Huren wie du haben nichts in dieser Schule verloren und werden immer Heroin und andere Drogen nehmen. Du gehörst hier nicht her und mein Vater hat versprochen, dass er sich dafür einsetzen wird, dass du nicht lange hierbleibst. Du bist eine Gefahr für alle hier.«

Nadine fühlte sich wie ein Schaf mitten in einer Wolfsherde und hatte Angst, dass die Situation eskalierte. Einer der Jungs kam auf sie zu und fragte, was sie kosten würde. Er packte ihr an die Brust und sagte, für ein bisschen Freundlichkeit könnte sie es ihm ja umsonst besorgen. Nadine holte aus und schlug dem Jungen mitten ins Gesicht. Daraufhin flippte dieser aus, zog sie an den Haaren auf den Boden und trat mit den Füßen auf sie ein. »So eine Schlampe wie du hat hier nichts verloren.« Wie von Sinnen traten nun auch ein paar der anderen zu. Nadine lag bewegungslos am Boden.

Es klingelte und der Unterricht sollte beginnen. Alle machten schnell, dass sie auf ihre Plätze kamen. Die Lehrerin betrat das Klassenzimmer und als sie Nadine auf dem Boden liegen sah, stand sie einfach nur da und wusste nicht, was sie tun sollte. Alle Schüler saßen auf ihrem Platz, nur Nadine lag schwer verletzt auf dem Boden und rührte sich nicht. Sie verließ völlig überfordert das Klassenzimmer und rief vom Lehrerzimmer aus einen Notarzt an.

Dann bat sie einen Kollegen, sich der Situation anzunehmen und beide betraten das Klassenzimmer erneut.

Nadine hatte sich wieder aufgerappelt und stand schwankend am Lehrerpult. Eines der Mädchen, das sich aus dem Streit bisher rausgehalten hatte, half Nadine zum Waschbecken und tupfte ihr mit kaltem Wasser das blutverschmierte Gesicht ab. Nadine sah sich im Spiegel und diese demolierte Fratze erschreckte sie. ›Oh mein Gott‹, dachte sie, ›das haben die ja gut hinbekommen.‹ Mit wutverzerrtem Gesicht rannte sie auf ihren Peiniger zu, hob den schweren Schreibtisch aus Holz, an dem der Junge saß, hoch und schmiss ihn dem Junge entgegen. Der kippte vom Stuhl, der Tisch landete auf seinem Fuß. Dann brach Nadine zusammen und saß weinend auf dem Boden. Alle Schüler schauten sich erschrocken um und jeder in der Klasse ahnte, dass das Unheil erst noch richtig über sie herein brechen würde.

Die Lehrerin und ihr Begleiter kamen ins Klassenzimmer, dicht gefolgt von den Sanitätern, die sich Nadine wie auch den Fuß des attackierten Schülers ansahen. Beide wurden auf eine Trage verfrachtet und aus dem Klassenraum entfernt. Nadine war übel zugerichtet und der andere Schüler hatte einen verstauchten Fuß. Nadine kam ins Krankenhaus. Der andere wurde im Krankenzimmer der Schule mit Eisbeuteln versorgt und durfte dann zurück ins Klassenzimmer.

Die Lehrerin nahm sich währenddessen die anderen Schüler vor und verhörte diese. Und was sie da zu hören bekam, verschlug ihr fast die Sprache. Sie kannte weder die Vergangenheit von Nadine, noch wusste sie, dass die Schüler wie auch deren Eltern von all dem wussten. Sie war völlig ahnungslos und erbost darüber, dass die Schulleitung sie nicht informiert hatte. So hätte sie vorbereitet sein und eventuell eine derartige Eskalation vermeiden können. Dennoch wollte sie dafür sorgen, dass hier Gerechtigkeit und vor allem wieder Ruhe einkehrte.

Nadine saß im Behandlungsraum, ein junger Arzt schaute sich ihre Wunden an. »Mein Gott, wie ist das denn passiert?« Nadine erzählte dem Doc alles, verschwieg aber das mit den Bildern aus der Zeitung. Der Arzt gab ihr Schmerztabletten. Das Röntgenbild zeigte keine Auffälligkeiten. Somit hatte sie Gott sei Dank nur eine geschwollene Lippe, Prellungen an den Rippen und würde in den nächsten Tagen wohl ein blaues Auge haben. Es war jetzt schon sehr geschwollen, aber nicht verletzt. Sie hatte großes Glück gehabt. Der Arzt konnte sich nicht erklären, wie Jugendliche anderen so etwas antun konnten. Die Polizei war dann auch anwesend und von Nadines Verletzungen wurden Polaroidfotos gemacht.

Sie hatte diese Situation satt; immer wieder Krankenhaus, immer wieder Opfer, und immer wieder war sie der Verlierer. Warum? Was hatte sie so Schweres verbrochen, dass man sie so behandelte. Sie hatte doch versucht, normal zu sein und hatte keinem dieser Schüler je irgendetwas getan. Warum also lehnte man sie ab und quälte sie? Sie saß da und weinte und wünschte sich weit, weit weg.

Eine Polizistin fragte nach dem Ablauf und Nadine erzählte ihr, was passiert war. Ihr gegenüber verschwieg sie die Fotos aus der Zeitung nicht, sondern war ehrlich und offen. Sie erzählte ihr in Kurzfassung die ganze Wahrheit und hoffte somit, endlich einmal etwas Verständnis zu erhaschen. Die junge Polizistin sah sie an und lächelte, nachdem Nadine fertig war. Sie streichelte ihr über den Kopf und sagte: »Weißt du, es gibt dumme Menschen, die nicht sehen, was du geschafft hast und durch welche Hölle du gehen musstest, um hier zu stehen. Diese Menschen haben es nicht verdient, dass du hier sitzt und wegen ihnen weinst. Du musst kämpfen, Nadine und dich gegen so etwas wehren. Ich weiß«, sagte die Polizistin weiter, »dass du stark bist und dass du an deiner Vergangenheit nicht allein schuld bist, daher versuche ich dir zu helfen.« Sie gab Nadine eine kleine Karte mit ihrer Dienstnummer und kritzelte auf die Rückseite noch ihre Privatnummer drauf. »Wenn du Probleme hast und Hilfe brauchst, ruf mich an, egal wie spät und wo du auch gerade bist. Okay?«

Nadine lächelte und schaute die Polizistin an. »Ja«, sagte sie, »das mache ich.«

»Gut, und ich sehe zu, dass ich mir deine Klassenkameraden und deren Eltern mal zur Brust nehme.«

Aufmunternd stupste die Polizistin Nadine an und sie musste versprechen, auch weiter die Finger von Drogen zu lassen. Nadine versprach es und die Polizistin verabschiedete sich. Nadine las den Namen auf der Karte: Christine. ›Eine ganz nette‹, dachte Nadine und schob die Karte in die Jackentasche.

Das Schmerzmittel wirkte bald. Nadine sollte über Nacht im Krankenhaus bleiben. Man wollte sicher gehen, dass sie keine Gehirnerschütterung hatte. So saß sie also auf dem Bett, als es leise klopfte und die Schülerin, die ihr geholfen hatte, das Blut abzuwaschen, in der Tür stand. Nadine schaute sie verblüfft an und fragte leise: »Was machst du denn hier?«

Sie setzte sich zu Nadine aufs Bett und sagte: »Ich hatte Angst um dich und wollte schauen, wie es dir geht. Ich heiße Maria und habe mich aus dem Streit heraus gehalten. Ich wollte nicht, dass so etwas passiert«, sagte sie leise.

Dieses Mädchen war so zierlich und unscheinbar, dass Nadine sie bislang gar nicht wirklich wahrgenommen hatte, erst als sie ihr geholfen hatte. Maria war ein ruhiges Mädchen aus einem jüdischen, reichen Elternhaus. Sie wurde streng erzogen und besuchte aus diesem Grund auch eine private Schule. Sie durfte keine Hosen tragen und wurde darum auch oftmals von ihren Mitschülern gehänselt. Ihre Kleidung war eben eher altertümlich als hipp. Hinzu kam, dass sie auch noch sehr gut im Unterricht war und immer gute Noten hatte. Auch das war für die meisten Schüler ein gefundenes Fressen, sich über sie lustig zu machen. Als Maria sah, wie die Schüler über Nadine herfielen und wie sie sie grundlos schlugen, erschrak das Mädchen so sehr, dass sie sich erst gar nicht traute, dagegen anzugehen.

Sie kannte das Leid, das Nadine durchmachte, denn auch sie war eine Außenseiterin – anders, ganz anders als Nadine, aber eben auch gehasst von allen in der Schule. Ihren Eltern durfte sie so etwas nicht erzählen, ihr Vater hatte dafür kein Ohr und ihre Mutter war so mit sich selbst beschäftigt, dass auch Maria – ähnlich wie Nadine – sehr einsam war.

Nadine saß auf ihrem Bett und sah Maria an. »Warum hilfst du mir?«, fragte sie forsch. »Du gehörst doch auch zu diesem Snob-Pack, du bist nicht anders als die.«

»Du hast keine Ahnung. Bevor du kamst, war ich diejenige, die sie zur Schnecke gemacht haben. Eigentlich könnte ich froh sein, denn durch dich lassen sie mich wenigstens in Ruhe.

Mich haben sie bisher allerdings noch nicht so verprügelt wie dich. Ich will dir helfen und sage bei der Polizei für dich aus.«

»Warum machst du das?«, fragte Nadine wieder und sehr argwöhnisch.

»Weil ich laut meines Glaubens Gewalt nicht tolerieren kann. Ich bin Jüdin und in unserer Tora steht geschrieben, dass man Menschen mit Respekt behandeln soll und ich denke, egal was du getan hast, nichts rechtfertig das, was dir passiert ist.«

Die Tür ging auf und Henk stand im Zimmer. Er sah besorgt aus. »Mensch Mädchen«, sagte er, »was ist denn nun schon wieder los?«

Der Satz machte Nadine sauer. »Ich habe nichts getan, frag Maria, meine Klassenkameradin.«

Ruhig schilderte Maria Henk, was passiert war und dieser schüttelte den Kopf. »So kann das nicht weitergehen, Nadine, wir müssen eine Lösung für dich finden. All das hier macht dich krank, und du kommst so ja nie zur Ruhe.«

Nadine gab Henk die Telefonnummer der Polizistin, die sich dem Fall angenommen hatte und Henk ging mit der Aussage, sich die Schule vorzuknöpfen. Maria verabschiedete sich auch mit dem Versprechen, sie am nächsten Tag wieder zu besuchen.

Nadine hatte eine unruhige Nacht. Mehrmals kam eine Schwester und beruhigte sie, denn sie schwitzte und sie hatte schlimme Albträume. Nadine wachte auch immer wieder vor Schmerzen auf, die Wirkung der Medikamente ließ nach. Am Morgen tat ihr jeder Knochen weh. Am schlimmsten jedoch waren die Unterleibschmerzen. Sie wollte aufstehen, um zu frühstücken, aber ihre Beine versagten und sie kippte ins Bett zurück. Sie rief nach den Schwestern und eine kam und half ihr hoch. Als Nadine aus dem Bett krabbelte, gestützt von der Schwester, sah man das Dilemma. Das Bett war voller Blut und auch da, wo Nadine gerade stand, bildete sich eine große Blutlache. »Oh Gott«, sagte die Schwester und drückte den Notknopf. Nadine bekam all das nur noch kurz mit, dann versagte der Kreislauf und sie brach zusammen.

Als sie erwachte, lag sie auf der Aufwachstation und eine Schwester kam, um den Puls zu messen. »Was ist passiert?« wollte Nadine wissen und die Schwester sagte nur, dass man sie hatte notoperieren müssen. »Wieso?«, fragte Nadine noch benommen, aber das konnte ihr die Schwester nicht beantworten. Nadine schlief wieder ein und als sie abermals erwachte, lag sie wieder in ihrem Zimmer. Henk, Maria und auch Ingeborg saßen um ihr Bett herum.

»Was ist passiert«, fragte Nadine nun wieder.

Henk sagte leise: »Das wissen wir auch noch nicht, wir müssen auf den Arzt warten.«

»Hast du Schmerzen?«, wollte Maria wissen.

»Im Moment nicht.«

Ingeborg streichelte Nadines Hand und weinte. »Mann, Dine, was machst du nur für Sachen?«

»Nadine kann doch gar nichts dafür, ich habe alles gesehen«, ereiferte sich Maria.

»Lucas hat angerufen«, warf nun Henk dazwischen. »Er wollte eigentlich wissen, wie dein erster Schultag war.«

Nadine dachte an das traurige Ende ihres letzten Dates und wunderte sich, dass er überhaupt daran gedacht hatte. »Was hast du ihm erzählt?«, fragte sie nun sichtlich nervös?

»Nichts weiter, ich sagte nur, dass ich ihm das nicht sagen könnte. Er wollte wissen, was los ist, und da ich nicht weiß, wie er zu dir steht, habe ich erst mal gar nichts gesagt. Ich wollte zuerst mit dir sprechen. Ich musste ihm aber versprechen, mich heute noch mal bei ihm zu melden.«

Nadine wollte nicht, dass Lucas von ihrem Scheitern in der Schule erfuhr und sie wollte auch nicht, dass er wusste, dass sie im Krankenhaus lag. »Sag ihm einfach, ich will ihn nicht mehr sehen, und mit ihm sprechen auch nicht«, sagte Nadine.

Henk nickte, obwohl er diese Reaktion nicht verstand. Er dachte, Nadine wäre glücklich in Lucas verliebt, aber so wie es aussah, war sie es anscheinend doch nicht. In letzter Zeit verstand er Nadine aber auch sonst nicht mehr. Irgendwie war das Mädchen so verschlossen und er wusste nicht, wie er noch an sie rankommen oder eine Lösung für sie und ihr Leben finden sollte.

Es klopfte an der Tür und der Arzt trat ein. Er bat alle, das Zimmer zu verlassen. Als sie die Tür hinter sich geschlossen hatten, kam er zu Nadine ans Bett und fragte freundlich wie es ihr ginge. »Hast Du noch Schmerzen?«

Nadine schüttelte den Kopf. Er lächelte freundlich und fragte sie dann nach ihrer letzten Menstruation. Nadine überlegte, aber sie konnte sich nicht mehr erinnern, wann sie das letzte Mal ihre Tage gehabt hatte. Der Arzt lächelte wieder und sagte etwas stockend. »Kein Wunder, junge Dame, Sie waren schwanger. Haben Sie das nicht gemerkt?«

Nadine schaute ihn fassungslos an. »Nein, habe ich nicht. Was heißt, ich war schwanger?«

»Na ja«, sagte der Arzt, »durch den Stress und die Prügelei, der Sie ausgesetzt waren, haben Sie den Fötus verloren, deswegen auch die starken Blutungen, bevor Sie in Ohnmacht gefallen sind.«

›Schwanger‹, dachte Nadine, ›oh Gott ...‹

»In welchem Monat war ich denn?«, wollte sie wissen.

Der Arzt erklärte ihr, dass man das so genau nicht sagen könnte, aber laut Befund müsste es die fünfte oder sechste Woche gewesen sein.

›Oh Mann‹, dachte sie, ›das Kind wäre dann von Lucas gewesen.‹ Nadine war total verwirrt. »Kann ich denn noch Kinder bekommen?«

Der Arzt schmunzelte über Nadines Frage, er merkte, wie naiv und kindlich sie doch noch war. »Ja«, sagte er, »wir haben den Fötus entfernt und alles gereinigt. Sie werden noch ein paar Tage Blutungen haben, aber es ist alles okay.«

Nadine wusste nicht, ob sie traurig oder erleichtert sein sollte. Sie wusste auch nicht, dass sie schwanger war, sie hatte nichts bemerkt. »Bitte«, sagte sie zu dem Arzt, »sagen Sie niemandem etwas von meiner Schwangerschaft, auch nicht meinem Erzieher. Ich möchte nicht für noch mehr Unruhe sorgen.«

Der Arzt erklärte, dass er sowieso der Schweigepflicht unterlag und wenn das Nadines ausdrücklicher Wunsch war, dann würde er nur sagen, dass die Blutungen vom Stress herrühren würden. Nadine lächelte ihn dankbar an und er verließ das Zimmer.

Vor der Tür warteten noch immer Henk, Maria und Ingeborg. Henk fragte den Arzt sofort nach Nadines Befinden. Der Arzt sagte, dass sie in ein bis zwei Tagen nach Hause könne und hielt sich ansonsten an das gegebene Versprechen.

Die drei betraten das Zimmer und blieben noch für einen kurzen Moment, aber da es schon Abend war, machten sie sich bald auf den Heimweg. Ingeborg und Maria versprachen, am nächsten Tag wiederzukommen und verabschiedeten sich mit einem freundlichen Winken an der Tür.

Als die Tür sich schloss, atmete Nadine auf. Sie dachte nach und war immer noch total verwirrt. Sie war schwanger. Was wäre gewesen, wenn sie dieses Baby nicht verloren hätte? Sie weinte und wusste noch nicht einmal, warum. Wenn sie aber ehrlich zu sich selbst war, dann war das, was ihr passiert war, ein Glücksfall, denn ein Kind in ihrer Situation, wäre das absolute Chaos gewesen. ›Nein, es ist gut so wie es ist und es wird nie jemand erfahren, dass es da mal ein Baby gab‹, das schwor sie sich. Lucas wäre verrückt geworden, wenn er davon gewusst hätte. Nadine schloss die Augen und fiel in einen tiefen, unruhigen Schlaf.

Henk saß an seinem Schreibtisch, die kleine Lampe darauf war die einzige Lichtquelle im Raum. Er hatte sich vor ein paar Tagen Nadines Jugendamtakte zukommen lassen und wollte einfach wissen, was bisher in diesem sechszehnjährigem Leben passiert war. Er mochte Nadine und musste wissen, warum und wieso sie so verschlossen und schwer zugänglich war. Er kannte ja nun ihre Eltern und er mochte sie beide nicht, aber er musste die Hintergründe ihres Absturzes erfahren. Es war schon sehr spät und dennoch schlug er die Akte auf und begann zu lesen. Er fand eine tabellarische Notiz in der Innenseite des Umschlags:

1962 – geboren
1965 – vom Großvater dem Jugendamt übergeben
1965 – Säuglingsheim Ruhleben
1967 – Pflegefamilie Pewesdorf
1969 – Pflegemutter verstorben
1969 – Kinderheim Lerchennest
1971 – Wiedereingliederung in die Familie
1972 – Anruf von Nadine beim Jugendamt: Stiefvater neigt zu Gewaltausbrüchen
1972 – Kontrolle im Elternhaus, keine Auffälligkeiten
1973 – Flucht von zu Hause, zwei Tage verschwunden
1974 – Auffälligkeiten in der Schule, Lehrer meldet Blessuren am ganzen Körper
1975 – Vergewaltigung, Übergabe Ollenhauer

Alles recht spärlich, dachte Henk und las die Berichte, die das Jugendamt geschrieben hatte.

Es war schon fast drei Uhr früh, als er endlich den Ordner zuklappte und sich seine Notizen in den Terminplaner steckte.

Er musste morgen unbedingt mit Christiane reden, sie müssen sich einen Schlachtplan zurechtlegen, um Nadine vor weiterem Unheil zu bewahren. Eines aber war sicher, bezüglich der Schule mussten sie sich etwas anderes einfallen lassen, in diese würde Nadine sicher keinen Schritt mehr tun.

2 Tage später ...

Nadine wurde aus dem Krankenhaus entlassen. Henk holte sie ab. Er wollte mit Nadine in Ruhe reden und begann das Gespräch recht vorsichtig. »Sag mal, was ist mit dir und Lucas? Seid ihr zusammen oder nicht?«

Nadine wusste es selbst nicht und antwortete daher: »Keine Ahnung. Nach meinem Geburtstag hat er sich nicht mehr gemeldet, und als er mich an diesem Abend vor der Tür absetzte, war er auch ziemlich komisch.«

»Meinst du nicht, es wäre vielleicht gut, wenn du ihn mal anrufen würdest? Vielleicht könnt ihr euch ja mal aussprechen.«

Nadine war nicht danach, nach dem Vorfall in der Schule auch noch Probleme mit Lucas zu wälzen. Sie hatte keine Lust und sagte daher: »Nein, wenn er was will, dann soll er kommen. Ich habe schon so oft angerufen und bin auf ihn zugegangen, jetzt ist er mal an der Reihe.«

Henk, schmunzelte. »Manchmal bist du wie ein stures Rind.«

Nadine fand das gar nicht komisch und zog eine Grimasse.

»Was hast du jetzt vor?«, wollte Henk wissen.

Nadine überlegte kurz und sagte schließlich: »Ich gehe morgen wieder in die Schule und am Samstag gehe ich wieder singen. Warum fragst du?«

Henk sah sie verblüfft an. »Du willst wieder in die Klasse zurück?«

»Ja klar«, sagte Nadine, »wenn ich nicht gehe, haben die doch genau das erreicht, was sie wollten und die Genugtuung gönne ich diesen Snobs nicht.«

Henk war das erste Mal seit Langem so richtig verblüfft; sie wollte also wirklich ihren Abschluss machen und das freute ihn sehr. Er würde morgen mit ihr zusammen zur Schule gehen und sich den Rektor wie auch die Lehrerin vorknöpfen. »Ich unterstütze dich! Dein Mut verdient eine Menge Respekt«, sagte er schon fast väterlich und Nadine grinste ihn endlich wieder einmal fröhlich an. »Aber dafür darf ich dann auch Samstag wieder länger beim Wettbewerb bleiben, okay?«

Henk lachte. »Okay, das ist ein Deal.«

Am nächsten Morgen hatte Nadine ein mulmiges Gefühl im Bauch, so ganz wohl war ihr bei der Sache nicht. Irgendwie hatte sie schon ein bisschen Angst, die Klasse zu betreten und natürlich auch vor der Reaktion ihrer Klassenkameraden. Zuerst allerdings stand das Gespräch mit dem Rektor und der Lehrerin an.

Henk und sie stiegen die Stufen zum Schulgebäude empor, als ihnen Maria entgegen kam. Sie lächelte freundlich und sagte: »Hab keine Angst, die sind alle so eingeschüchtert, dir tut hier keiner mehr was.«

Nadine nahm Maria in den Arm und flüsterte leise: »Danke, dass du zu mir hältst.«

»Gerne, ich bin da, wenn du mich brauchst.«

Henk war etwas verwundert über diese Vertrautheit der beiden so unterschiedlichen Mädchen, freute sich aber darüber, dass Nadine hier wohl so etwas wie eine Freundin gefunden hatte.

Vor dem Rektorzimmer hörte man laute Stimmen, es schien, als würde man dort eine heiße Debatte führen, und als Henk die

Türe öffnete, sah Nadine einige Erwachsene, die sie nicht kannte, die mit der Lehrerin und dem Rektor heiß diskutieren.

Als Henk und Nadine den Raum betraten, wurde es still im Zimmer. Jeder schaute die beiden an und die Missbilligung stand jedem ins Gesicht geschrieben. Nadine fühlte sich unwohl und hätte am liebsten auf dem Absatz kehrtgemacht. Henk jedoch hatte seine Kampfmiene aufgesetzt und war bereit, gegen Ungerechtigkeit und Vorurteile ins Feld zu ziehen.

Man setzte sich und der Rektor begann das Gespräch. Er erklärte die Situation und schilderte auch in kurzer Form, was am besagten Tag im Klassenzimmer passiert war. Nadine hörte aufmerksam zu, als sich im Hintergrund ein älterer Mann zu Wort meldete und in den Raum warf, dass Nadine nicht die Einzige war, die mit den Klassenkameraden Probleme hatte. Auch seine Tochter würde wegen ihres Glaubens und ihrem Kleidungsstil in der Klasse gehänselt und schikaniert. Verblüfft drehte Nadine sich um und wusste, dass das der Vater von Maria war. Die anderen Eltern diskutierten nun heftig darüber, dass seine Tochter wohl kaum mit Nadine zu vergleichen sei und dass Nadines Fall wohl ganz anders wäre. Daraufhin platzte Henk der Kragen und er fragte laut in den Raum hinein, wie diese erwachsenen Menschen zu so einer Annahme kommen konnten. Plötzlich wurde wieder alles still und man hörte Henk zu. Er erzählte von der Jugendamtakte, die er in der Nacht gelesen hatte und von all dem, was Nadine in den letzten Jahren erlebt hatte. Am liebsten wäre Nadine in den Erdboden versunken, ihr war die ganze Situation peinlich. Sie wurde immer kleiner auf ihrem Stuhl und hätte am liebsten den Raum verlassen. Henk jedoch war in Rage. Er hasste es, wenn Menschen wie die hier im Raum sich das Recht heraus nahmen, so unaufgeklärt und mit Vorurteilen behaftet über jemanden Entscheidungen fällten, die einfach nur unfair waren. Er sagte, dass man sich nicht wundern müsste, wenn ihre Sprösslinge zu solchen Taten fähig waren. Wie sollten sie Solidarität leben, wenn es noch nicht einmal die Eltern konnten.

Empörung lag im Raum, denn keiner wollte sich diesen Schuh anziehen, doch man merkte, dass hier in den Köpfen der Erwachsenen etwas passierte.

Nadine sah sich um und sah alle diese versnobten Menschen und stand auf. »Ich habe versucht, mich anzupassen und zu sein, wie jeder einzelne hier. Ganz ehrlich! Aber ich bin wie ich bin und kann das, was passiert ist, nicht ändern. Aber so sein wie ihr ... Nein danke, ich kämpfe nicht gegen Menschen, die überhaupt keine Ahnung vom wirklichen Leben haben.«

Sie zog sich ihre Jacke wieder an und verließ mit erhobenem Haupt das Rektorat.

Wieder draußen zündete Nadine sich provokativ eine Zigarette an und setzte sich auf die Stufen.

Es dauerte noch eine Weile, bis Henk aus der Schule kam. Er lächelte Nadine zu und sagte: »Gut gemacht, Nadine. Du hast dich mit Köpfchen zur Wehr gesetzt. Du bist jetzt erst einmal beurlaubt und hast Zeit, gesund zu werden. Deine Lehrerin hat mir den Unterrichtsstoff der nächsten zwei Wochen mitgegeben, so kannst du zu Hause lernen. Alles andere entscheiden wir nach und nach, okay?«

Nadine nickte, doch etwas anderes beschäftigte sie: Das erste Mal nach ihrem Drogenentzug hatte sie Heißhunger auf einen Schuss. Das erzählte sie Henk natürlich nicht.

Als sie im Heim ankamen, verzog sich Nadine in ihr Zimmer und ließ das Gespräch in der Schule Revue passieren. Sie fühlte sich gekränkt, denn schließlich hatte sie niemandem etwas getan. Sie war frustriert und sehnte sich nach ihren Kiezfreunde, die wie sie waren. Nadine zog sich um und nahm ihre Handtasche. Unbemerkt schlich sie sich aus dem Haus. Sie wollte zum Zoo, um vielleicht irgendjemanden aus ihrer alten Clique zu treffen.

Sie genoss die Sonne und die Fahrt im Bus. Sie sah dem Treiben in der Stadt zu. Aber eigentlich hasste sie diese Stadt, überall, wo man hinsah, gab es blindes Elend. Bettler, Alkis und Obdachlose. Und die anderen gingen an ihnen vorüber, als wären sie blind. Es ist genau wie in der Schule. Keiner, aber auch wirklich keiner machte sich Gedanken darüber, warum der Typ Alkoholiker ist, warum der Bettler dort auf der Straße sitzt und nicht weiß, was er essen soll, warum der Obdachlose Nachts auf der Parkbank schläft, statt in einem gemütlichen Bett irgendwo hier in der Stadt. Das erste Mal begriff Nadine, dass auch sie am Rande der Gesellschaft lebte, und so sehr sie sich auch bemühen würde, sie konnte nicht dazu gehören. Niemand würde ihr eine Chance geben, sich zu integrieren.

Sie stieg aus dem Bus aus und nahm die U-Bahn in Richtung Zoo. Sie tat das, was ein Mädchen, das auf wackeligem Untergrund stand, tun musste: Sie suchte nach Menschen, denen es ähnlich ging wie ihr. Dort fühlte sie sich verstanden und dort fühlte sie sich anerkannt.

Am Zoo angekommen entdeckte sie Daniel, der sie verblüfft anstarrte. »Was machst du denn hier?«

Nadine erzählte kurz, was passiert war. Daniel nahm sie in den Arm. »Kleine, du wirst nie zu den Spießern gehören, auch wenn du es noch so sehr willst.« Er sah, dass Nadine frustriert war und witterte seine Chance. »Na«, sagte er, »hast du Lust auf 'nen Schuss?«

»Sorry, dafür habe ich keine Kohle.«

Daniel lachte. »Komm«, sagte er, »das ist ein Begrüßungsgeschenk. Wir haben dich hier alle sehr vermisst.« Nadine sah das Päckchen, nahm es und steckte es ein. Er lächelte. »Hast du heute Abend Lust, mit ins *Sound* zu kommen?«

»Ja, gerne«, sagte Nadine. Länger wollte sie sich mit Daniel nicht unterhalten, die unterdrückte Sucht in ihr ließ sie nervös hin und her zappeln. Sie verabschiedete sich schnell.

Sie brauchte Besteck, also machte sie sich auf den Weg zur nächsten Apotheke, die im Obergeschoss vom Bahnhof zu finden war. Sie hatte alles bekommen, nur der Zitronensaft fehlte. Also eilte sie zu Daniel zurück und holte sich die kleine gelbe Flasche. Dann verschwand sie auf dem Bahnhofsklo. Sie gierte förmlich nach dem Stoff und ihre Hände zitterten, als sie das kleine Alupäckchen öffnete. Das kristalline Pulver wurde nun mit dem Zitronensaft vermengt, auf dem Teelöffel erhitzt und dann auf die Spritze gezogen. Nadine krempelte den Ärmel ihres Pullovers hoch und band sich den Oberarm mit dem Gürtel ab. Ihr liefen die Tränen – sie weinte, denn sie wusste, dass das hier ihr Untergang war, der Abschied von dem Versuch, ein anständiges Leben zu führen. Das hier war die Rache an all den versnobten Arschlöcher da draußen, die sie fertig machen wollten.

Ihre Hand zitterte, als sie die Nadel in die Vene stieß. Und als sie abtauchte, war es anders als sonst. Sie wusste, dass alle Bemühungen, sie clean zu bekommen, mit diesem Schuss zu Nichte gemacht wurden, auch die Tabletten, die sie bekam, konnten ihr nun nicht mehr helfen. Sie war ein Junkie und sie würde immer einer bleiben. Sie gab nicht sich die Schuld, sondern wie immer den anderen.

Der Flash trat ein und auch der würde dieses Mal anders sein als sonst. Sie spürte, wie sie all den Kummer und die Wut losließ, sie spürte, wie sie sich entfernte von dem Hier und Jetzt. Sie spürte, wie sie fortgetragen wurde und sie fragte sich, was gerade passierte. Sie spürte wieder diesen Seelenfrieden, diese Ruhe, wie damals, als man sie vergewaltigt hatte. Genau dieses Gefühl hatte sie, als sie nun hineintauchte in ihre Welt, zurück in die Geborgenheit. Sie war lebensmüde, des Lebens müde und sie war gerade einmal 16 Jahre alt.

Henk suchte Nadine im ganzen Haus. Er ahnte, dass etwas Schlimmes passieren würde, wenn er sie nicht hier findet. Er fragte in den Gruppen nach ihr, aber niemand hatte Nadine gesehen. In ihrem Zimmer fand er einen Zettel auf ihrem Bett. Nur ein paar Worte standen da: ›Ich mag nicht mehr. Ich habe es versucht, aber ich habe versagt und nun gehe ich zu den Menschen, die mich verstehen und die genauso sind wie ich.‹ Zerknüllt lag das Blatt auf dem Bett. Henk wusste, dass Nadine rückfällig werden würde, sobald sie den Zoo erreichte.

Er holte Ingeborg und fuhr so schnell es ging zum Zoo. Auf dem Parkplatz angekommen sah er vor dem Hauptportal einen

Krankenwagen stehen. Polizei in Hülle und Fülle, ihm schwante Böses.

Ingeborg rannte zum Krankenwagen, Henk hastete hinter ihr her. Und tatsächlich: Man trug gerade Nadine aus der Toilette auf einer Liege hinaus. Ingeborg schrie Nadines Namen, aber sie reagierte nicht. Sie war verkabelt und an einen Tropf angeschlossen. Henk versuchte, sich durch die Schaulustigen zu drängeln und bat um Platz. »Ich kenne das Mädchen! Lasst mich durch!«, rief er verzweifelt. Als er auf einen Polizisten traf, stellte er sich vor und wurde dann zum Krankenwagen geführt. Bevor man Nadine einlud, hielt er noch kurz ihre Hand und fragte den Notarzt, was passiert war. »Eine Überdosis«, sagte der Arzt, »man hat sie noch mit der Nadel im Arm gefunden. Es sieht sehr schlecht aus, wir musste sie noch in der Toilette reanimieren. Das ist hier am Zoo allerdings nichts Neues, die ganzen Junkies hängen hier rum. Sie ist schon die zweite in dieser Woche.«

Henk fragte verzweifelt: »Wird sie es schaffen?«

Der Arzt zuckte mit den Schultern. »Das weiß ich nicht, das liegt nun an den Ärzten im Krankenhaus und natürlich auch an dem Mädchen selber. Sind sie der Vater?«, wollte der Arzt wissen.

»Nein«, sagte Henk, »ich bin ihr Erzieher. Sie lebt bei uns im Heim.«

»Erziehungsberechtigt?«, fragte der Arzt weiter.

»Ja«, sagte Henk, »das bin ich.«

»Okay, dann können wir Sie mitnehmen ins Krankenhaus.« Henk lehnte ab, würde aber mit Ingeborg nachkommen.

»Gut«, sagte der Arzt. »Wir fahren ins Gertrauden Krankenhaus, Sie können nachkommen. Wir müssen jetzt schnell los.«

»Okay«, sagte Henk, »wir kommen nach.«

Der Polizist, der Henk zum Krankenwagen gebracht hatte, wollte sogleich mit der Befragung beginnen, aber Henk ließ ihn einfach stehen und rannte mit Ingeborg zum Auto zurück.

Ingeborg saß kreidebleich neben Henk und fragte leise: »Wird sie es schaffen?«

Henk zuckte mit den Schultern und sagte nur: »Hoffentlich. Wenn sie das überlebt sorge ich dafür, dass sie Berlin verlässt und all die damit verbundenen schlechten Erinnerungen hinter sich lassen kann. Wenn sie das überlebt, dann fahre ich sie persönlich in ein Heim oder eine Wohngemeinschaft, wo man ihr helfen kann, von dem Dreckszeug loszukommen. Es kann nicht sein, dass man sie hier einfach so verurteilt, sie muss dorthin, wo sie niemanden kennt und raus aus der Tretmühle Bahnhof Zoo.«

Ingeborg sah die Verzweiflung in Henks Blick und sagte leise: »Nadine ist stark, sie ist so stark, dass sie auch das überleben und schaffen wird.«

Nadine sah sich selbst. Ihr ganzes Leben fühlte sich so fremd an. Sie sah sich, wie sie mit ihrem Großvater am Fenster stand und den Flugzeugen beim Starten und Landen zuschaute. Sie sah, wie ihr Großvater sie liebevoll beruhigte, sie über den Kopf streichelte, weil sie Angst hatte vor diesen großen Fliegern. Dann ein Zeitsprung: Ihre Mutter steht auf dem Dachboden, sie selber sitzt im Wäschekorb. Ihre Mutter weint und ist verzweifelt. Dann das große kalte Kinderheim, ein langer Esstisch mitten in einem Flur. Sie sitzt am Tisch und will zu ihrer Mutter, die hinter der dicken Glastür steht und weint. Sie sieht diese kleine Kuh aus Holzperlen, die zusammen knickt, wenn man am unteren Holzteil drückt. Dieses Spielzeug war ihr Heiligtum, das Einzige, was sie an ihre Mama erinnerte. Sie sah, wie diese kleine hölzerne Kuh im Wasser schwamm, während sie im Holzregal schlief – ein Rohrbruch hatte alles überflutet und sie musste von der Feuerwehr aus diesem Heim gerettet werden. Sie sieht die große Laufpuppe mit dem künstlich, steifen Gesicht, die ihre neuen Eltern mitbrachten, als sie sie zu sich holten. Sie sieht ihre Pflegemama auf dem Heimweg vom Arzt weinen; gerade hatte er ihr mitgeteilt, dass sie Lungenkrebs hat. Sie sieht sich bei ihrer Pflegetante Hausaufgaben machen und immer wieder den Satz lesen: ›Tatütata die Feuerwehr ist da.‹ Sie konnte diese Buchstaben nicht aneinander reihen, ihre Tante schimpfte und erklärte ihr an diesem Tag, sie müsse nun in ein Heim, weil ihre Pflegemama so krank sei.

All diese Erinnerungen flimmerten vorbei wie kleine Schnipsel – Postkarten ihres Lebens. Im Hintergrund von alledem war dieser merkwürdige sonore Piepton.

Und wieder Bilder: Sie sah, wie eine dunkelhäutige Erzieherin liebevoll mit ihr umging, sie sah die furchteinflößende Nonne, Schwester Magarete, sie sah das goldene Schild am Eingang: ›Diakonisches Werk – Kinderheim Lerchennest‹. Sie sah den widerwärtigen Vanillepudding und die Schokosuppe, die es fast jeden Morgen zum Frühstück gab. Es drehte ihr auch jetzt den Magen um. Sie wusste nicht, was da gerade mit ihr geschah. Sie spürte nur die Leichtigkeit ihres Seins und auch diese Schwerelosigkeit und ein eigenartiges Glücksgefühl.

Dieser kontinuierliche Piepton begleitete sie durch die Zeitreise ihres Lebens und war für sie wie ein Haltegriff, um nicht weiterzuziehen.

Sie sah all die Menschen, die sie im Laufe der Zeit vergessen hatte. Ihren großen Bruder, der mit ihr bei einem Weihnachtsfest bei den Pflegeeltern spielte und dabei mit einem kleinen Klapphocker umkippte. Das Gelächter hallte in ihrer Welt sehr lange nach. Sie sah ihren jüngeren Bruder wie er als Blondschopf neben ihr auf dem Kacktopf sitzt und sie immer wieder ärgert. Sie sah auch ihre kleine Halbschwester, wie sie schreiend in der Badewanne hockt, weil man ihr wieder die Haare waschen musste. Sie sieht die verschlossenen Kinderzimmertüren, hinter denen sie oft stundenlang eingesperrt waren und den Buddeleimer, der dann immer als Klo diente. Die Fratze des Stiefvaters, der mal wieder auf sie einschlug, weil die Hausaufgaben falsch waren. Sie spürte die Angst, die sie vor ihm hatte und die Kälte, mit der er ihr immer wieder begegnete. Sie sah den Rauch-Topas-Ring, der durch die Wohnung flog, weil der Stiefvater wieder einmal auf ihre Mama losging. Sie sah das verzweifelte, oft verweinte Gesicht ihrer Mutter. Sie spürte die tiefe Trauer in sich und die Wut auf all das, was sie hasste.

Sie wollte diese Bilder nicht sehen, aber sie ließen sich nicht anhalten, sie wollte raus aus diesem Albtraum, zurück in diese wohlig weiche Raumloszeit.

Doch es sollte anders kommen: Die Ärzte standen an Nadines Bett. Es war die tägliche Intensivvisite. Nach inzwischen zwei Wochen war Nadine immer noch an die lebenserhaltenden Apparate angeschlossen. »Es sieht so aus, als würde sie einen schweren Kampf ausfechten«, sagte der eine Arzt zum Neurologen.

»Ich kann nicht verstehen, warum sie nicht aufwachen will«, sagte eine der jungen Schwestern. »Sie ist doch noch so jung und hat das ganze Leben noch vor sich.«

Der Neurologe schaute die junge Schwester an und sagte: »In solchen Fällen wie dem hier ist es schwierig zu sagen, ob das Leben, dass dieses Mädchen noch vor sich hat, auch das Leben ist, das sie führen will. Sie ist 16 Jahre alt und seit zwei Jahren heroinabhängig. Sie hat laut Aussage des Erziehers und der Polizei so viel durchgemacht, dass so manch Erwachsener nach all dem in die Knie gehen würde. Wie also soll eine so junge Seele das ertragen?«

Die Schwester schaute traurig auf das Mädchen und fragte sich im Stillen: ›Warum muss es so etwas geben?‹

Die Ärzte standen ratlos am Bett, der Neurologe sagte: »Wir müssen ihr Zeit geben, sie wird aufwachen. Schön wäre, wenn

Menschen hier wären, die sie mögen, die für sie da sein wollen. Aber so wie es aussieht, ist sie mit solchen nicht gerade gesegnet. Bisher waren nur ein Erzieher und eine Heimkameradin hier. Sie braucht Menschen, die ihr Halt geben können. Hat sie denn Familie, Eltern?«

Der Arzt zuckte mit den Schultern. »Keine Ahnung, warum da niemand kommt. Na ja, man kann es nicht ändern«, waren die abschließenden Worte und man kümmerte sich nun um die anderen Patienten.

Nadine war weit entfernt von der Realität, sie war bei ihrem Pferd Pfanni, der Haflingerstute, sie saß auf ihrem Rücken und genoss die Sommersonne. Sie sah den Apfelbaum und darunter sitzend ihre Pflegemama, sie spürte das tiefe Vermissen derer, die nicht mehr waren. Sie sah in der Ferne ihren lieben Opa Kurt winkend auf einer Bank sitzen und sehnte sich auch nach ihm und seinen wundervollen Geschichten.

Von all diesen Menschen hatte sie sich nicht verabschieden können und irgendwie kam es ihr so vor, als würde sie jemand dazu drängen, es jetzt zu tun. Sie stand in einer großen Halle, und dort standen all diese Menschen – Richy, Opa Athur, ihre Pflegemama, ihr Pflegevater – und sie fühlte die tiefe Trauer in sich. Sie ging auf sie zu und wollte Adieu sagen, doch immer wenn sie nach einer Hand greifen wollte, griff sie ins Leere. Sie sah die sanft lächelnden Gesichter, die ihr Mut machten, aber es half nichts, sie kam nicht an sie heran.

All das, was Nadine in ihrem kurzen Leben erlebt hatte, schwirrte an ihr vorbei und irgendwie fühlte sie sich wohl in dieser irrealen Welt. Sie hatte das Gefühl, dass die Menschen hier nur wegen ihr da waren und sie beschützen wollten – ein warmes, einladendes Gefühl.

Leise hörte sie Stimmen und ihren Namen, der dort geflüstert wurde, sie lauschte und blieb stehen, um zu verstehen, was die Stimme sagten. »Nadine, komm zurück zu uns, alles wird gut.« Immer wieder diese Worte. Dann dieser Piepton und er wurde lauter und die Stimme intensiver. Aus dem Raum wurde ein Tunnel, aus dem Tunnel ein spürbarer Moment, und aus diesem eine wieder fühlende Hülle. Grelle Geräusche, Kälte und dieser nervige Piepton holten sie aus ihrer Raumlosigkeit zurück. Langsam, ganz langsam spürte sie sich selbst. Sie sah helles Licht, und die Stimmen um sie herum wurden greifbar, wahrnehmbar, real.

Sie versuchte, ihre Augen zu öffnen, um zu sehen, wo sie war und wer da mit ihr sprach. Es fühlte sich an, als hätte sie sie für Jahre verschlossen gehalten, so schwer waren die Lider. Sie hörte den Piepton neben sich und spürte eine warme Hand auf der ihren. Und als sie die Augen endlich aufbekam, erkannte sie die Situation – sie lag in einem Krankenhaus. Langsam drehte sie ihren Kopf zur Seite, um zu sehen, wer neben ihr war und sie erkannte Ingeborg, die kreidebleich an ihrem Bett saß und lächelte, als sie sah, dass Nadine langsam ins Leben zurückkehrte. Sie nahm ihre Hand fester in die ihre und streichelte sie liebevoll. Dann drückte sie den Knopf der Klingel und sofort kamen ein Arzt und eine Schwester herein.

Ingeborg wurde hinaus gebeten und der Arzt schaute in Nadines Augen. Er sprach nicht mit ihr, versuchte erst alle Signale richtig zu deuten und offenbar war er zufrieden mit dem

Resultat. »Hallo junge Dame«, sagte er schließlich. »Kannst du dich erinnern, was passiert ist?«

Nadine überlegte kurz und sah wieder kleine Filmfetzen vor ihrem inneren Auge. »Ja«, sagte sie, »nicht an alles, aber doch an das Wichtigste. Ich bin in einem Krankenhaus ...«

Der Arzt lächelte. »Richtig«, sagte er, »und um ganz ehrlich zu sein: Diesmal war es knapp. Wir hatten ordentlich zu tun, um dich zurückzuholen.«

Es klang wie ein Vorwurf, auf den Nadine entsprechend bockig reagierte. ›Ich habe Sie ja nicht drum gebeten. Ich hätte nicht zurück gemusst und wäre sehr gerne dort geblieben‹, dachte sie. Den Arzt schaute sie dann aber doch fragend an. »Was ist passiert?«

»Du hast eine Überdosis Heroin erwischt und noch dazu war es schmutzig. Das heißt, zu der Überdosis hast du dir auch noch Bakterien gespritzt, die dir ganz schön zu schaffen gemacht haben.«

»Überdosis?« Nadine war erschrocken über sich selbst. Schemenhaft sah sie Daniel vor sich, der ihr grinsend das Päckchen gab. Stimmt, sie war am Zoo gewesen, erinnerte sie sich, aber was dann passiert war, wusste sie nicht mehr.

Nadine war müde und die Ärzte verließen nach einer Weile wieder das Zimmer. Zaghaft kam Ingeborg herein und setzte sich wieder an ihr Bett. Am liebsten hätte sie Nadine eine Standpauke gehalten, aber sie hielt sich zurück, weil sie sah, wie schlecht es ihrer Freundin ging. Sie wollte nicht gleich Theater machen, denn im Grunde genommen konnte sie Nadine auch verstehen. Immer wieder hängt es ihr nach, was sie einmal war und was sie getan hatte. Ingeborg glaubte, dass man sich so ein Leben nicht freiwillig antat und nach dem, was Henk ihr über Nadines Elternhaus erzählt hatte, verstand sie ihre Freundin sogar ein bisschen. Der Ärger, den sie gegen Nadine hegte, war verflogen und sie war dankbar, dass es ihr gut ging, denn es hätte auch anders verlaufen können.

Die beiden Mädchen redeten lange und Ingeborg hörte zu, als ihr ihre Freundin das Herz ausschüttete. Sie wusste, dieses Gespräch würde das letzte sein, denn Nadine würde nicht mehr lange ihre Zimmergenossin bleiben. Henk hatte andere Pläne geschmiedet, und auch wenn Ingeborg es nicht gut fand, so musste sie sich dieser Entscheidung fügen. Eins wusste sie aber sicher: Dieses schlanke, große, nach außen hin cool wirkende Mädchen würde sie nie im Leben vergessen und sie hoffte von ganzem Herzen, dass sie sich irgendwann einmal wiedersehen würden.

Jetzt war es Ingeborg, die weinte und hoffte, dass Nadine diesen Neuanfang schaffen würde, so weit ab von Berlin.

Dass alles noch schlimmer kommen würde, ahnte zu diesem Zeitpunkt niemand.

## *ÜBER DIE AUTORIN*

Amee Brooks wurde 1962 in Berlin geboren.

Dieser Roman basiert auf ihrem Leben. Sie hatte schon einmal für Schlagzeilen gesorgt und war der sogenannte Vorreiter für den Welterfolg ›Wir Kinder vom Bahnhof Zoo‹. Am 30.03.1978 erschien im *Stern* eine Reportage über Christine, 14 Jahre. Sie erhielt damals 30 DM. Eltern und Lehrer wussten Bescheid, doch keiner schlug Alarm, erst Käthe Kruse Puppe, dann Irma La Douce … Ihre Eltern, damals selbstständige Handwerker, legten gegen diesen Bericht Beschwerde ein und stellten Strafantrag, da Christine damals noch minderjährig und somit nicht geschäftsfähig war. Die Geschichte wurde daraufhin eingefroren, die Protagonistin später durch die heute bekannte Christiane F. ersetzt.

Christine arbeitete damals mit dem Horst Rieck zusammen.

Die Autorin möchte mit Klischees aufräumen und dem Leser versichern, dass es aus jedem Dilemma auch einen Ausweg gibt, dass Rückschläge einen Menschen auch nach vorne bringen können. Nicht jede drogensüchtige Babyhure muss ihr Leben lang eine bleiben. Gefühlvoll erzählt sie die wahre Geschichte von „Christine“ und beginnt da, wo ihr Leben eine Wendung nahm, sie erzählt vom Verfall und von der Kraft, neu zu beginnen, von Vorurteilen und Ängsten. Sie erzählt, wie sie es geschafft hat, in ihrem beschissenen Leben eine Linie zu finden und wie sie schließlich aufstand, um zu kämpfen.

Heute ist Nadine 52 Jahre alt, Mama von zwei erwachsenen Kindern und hat die große Liebe ihrer Drogen- und Milieuzeit 35 Jahre später geheiratet. Beruflich erfolgreich schreibt sie nun an der Geschichte ihres Lebens.

DIE BIOGRAFIE ENDET NICHT MIT DIESEM BUCH.
LESEN SIE IN KÜRZE, WAS BALD DARAUF GESCHAH.